Mohammad Yarani

A influência mútua da diabetes e da obesidade

ScienciaScripts

Imprint

Any brand names and product names mentioned in this book are subject to trademark, brand or patent protection and are trademarks or registered trademarks of their respective holders. The use of brand names, product names, common names, trade names, product descriptions etc. even without a particular marking in this work is in no way to be construed to mean that such names may be regarded as unrestricted in respect of trademark and brand protection legislation and could thus be used by anyone.

Cover image: www.ingimage.com

This book is a translation from the original published under ISBN 978-620-6-77449-5.

Publisher:
Sciencia Scripts
is a trademark of
Dodo Books Indian Ocean Ltd. and OmniScriptum S.R.L publishing group

120 High Road, East Finchley, London, N2 9ED, United Kingdom
Str. Armeneasca 28/1, office 1, Chisinau MD-2012, Republic of Moldova, Europe
Printed at: see last page
ISBN: 978-620-8-21456-2

Mohammad Yarani

A influência mútua da diabetes e da obesidade

A influência mútua da diabetes e da obesidade

Por

Dr. Mohammad Yarani

Cirurgião Metabólico e Bariátrico, Membro da Sociedade

Americana de Cirurgia Metabólica e Bariátrica (ASMBS)

Membro da Society of Laparoscopic and Robotic Surgery (SLS)

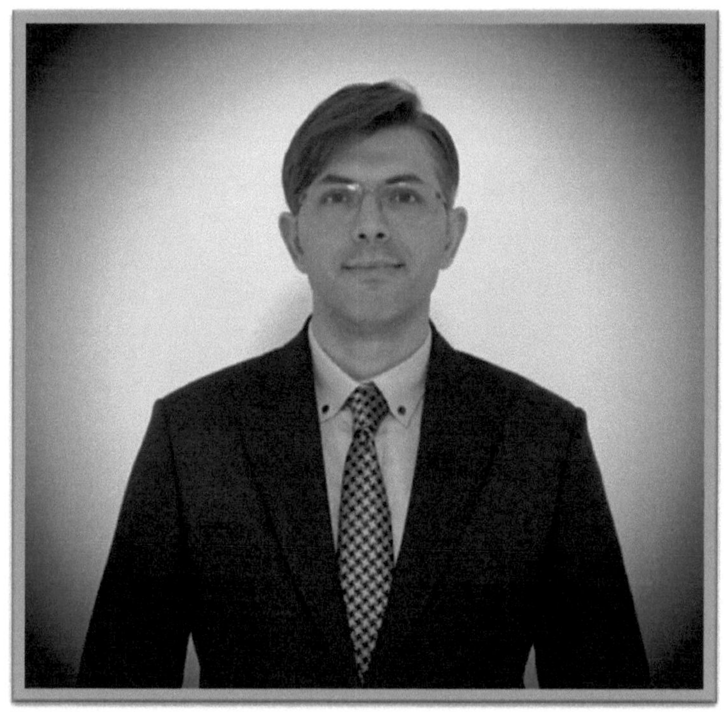

Dr. Mohammad Yarani

Cirurgião Metabólico e Bariátrico, Membro da Sociedade

Americana de Cirurgia Metabólica e Bariátrica (ASMBS)

Membro da Society of Laparoscopic and Robotic Surgery (SLS)

Conteúdo

Capítulo I

Diabetes

Introdução

Sintomas, causas, prevenção e tratamento da diabetes

A diabetes é uma doença em que o organismo não consegue fornecer a glicose necessária para fornecer energia às células do corpo do doente. De facto, uma pessoa que sofre desta doença tem um elevado nível de glicose no seu corpo, e uma hormona chamada insulina, que converte o açúcar do corpo em energia, não consegue efetuar esta transferência. Dependendo do tipo de diabetes, este processo enfrenta problemas que têm sintomas e factores.

A diabetes mellitus (Diabetes Mellitus) é uma doença em que a quantidade de secreção de insulina é inferior à quantidade necessária para manter o nível normal de açúcar no sangue. A insulina é uma substância que é produzida no corpo de todas as pessoas normais por uma parte do pâncreas e é libertada na corrente sanguínea.

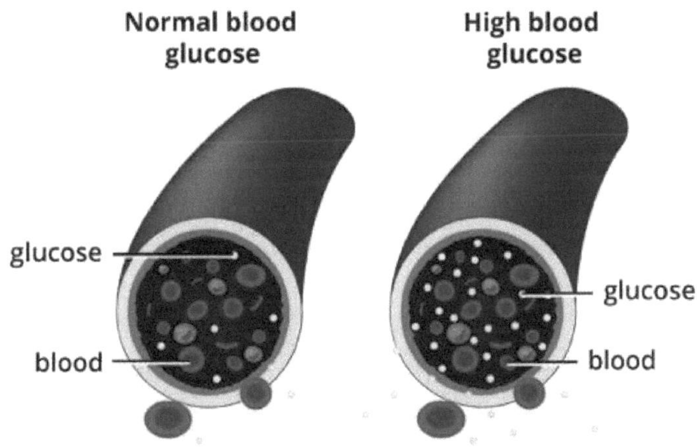

Figura 1. Diabetes

Esta substância desempenha um papel importante no metabolismo das substâncias amiláceas e dos açúcares simples e, consequentemente, na regulação do açúcar no sangue; por conseguinte, a sua diminuição relativa no decurso da diabetes leva a um aumento do açúcar no sangue que, se não for devidamente controlado e regulado, provoca danos irreparáveis em diferentes partes do corpo. O significado da redução relativa da insulina é que ou a secreção de insulina do pâncreas é reduzida ou a sua eficácia no corpo é reduzida; Isso significa que não há insulina suficiente no corpo de qualquer maneira.

A diabetes é uma das doenças metabólicas mais comuns. A diabetes, a hipertensão arterial e os distúrbios dos lípidos no sangue são designados por doenças da nova civilização. Nova civilização devido à urbanização e à limitação da atividade humana e ao aumento do consumo de substâncias ricas em energia.

Para além dos benefícios, trouxe novas doenças, que anteriormente eram referidas como a doença dos ricos. Antigamente, quando o trabalho da maioria das pessoas era a agricultura, a horticultura e a criação de animais, os patrões e as suas famílias, tendo em conta que o seu trabalho era feito por outros e tinham mais acesso a diferentes tipos de alimentos, estavam mais expostos à obesidade e à diabetes; enquanto a atual vida automóvel e o consumo de alimentos altamente calóricos colocaram todas as pessoas em risco.

Talvez se coloque a questão: o que é a insulina?

A insulina é uma hormona que o pâncreas produz no organismo. Esta hormona retira o açúcar do sangue e transporta-o para as células do corpo, para que o corpo possa utilizar esse açúcar como energia. Nas pessoas com diabetes, ou a quantidade de insulina é baixa ou a insulina não tem efeito suficiente por várias razões e as células não conseguem absorver corretamente o açúcar no sangue.

Como resultado, a quantidade de açúcar ou glucose no sangue aumenta e, com o tempo, este problema causa danos em alguns órgãos do corpo. Agora que já sabemos o que é a diabetes, é melhor conhecer os seus tipos.

A importância do diagnóstico atempado da diabetes
A diabetes é importante sob dois aspectos

❖ O número de pessoas que sofrem desta doença é muito elevado, pelo que, atualmente, 150 milhões de pessoas no mundo são diabéticas e, dentro de 15 anos, este número atingirá os 300 milhões de pessoas. No Irão, pelo menos 2 milhões de pessoas têm diabetes e 200 mil pessoas juntam-se a estes doentes todos os anos.

❖ O seu tipo comum (diabetes tipo 2) é geralmente assintomático ou com sintomas breves. Como resultado, a pessoa afetada pode não se aperceber da sua doença durante anos e, durante este período, o nível de açúcar no sangue é demasiado elevado, levando a danos irreparáveis em diferentes partes do corpo, especialmente nos olhos, rins, nervos periféricos, vasos do coração e do cérebro, entre outros. O diagnóstico e o controlo da doença nas fases iniciais podem evitar muitas das complicações acima referidas. Por esta razão, as pessoas com maior risco de contrair a doença, como as pessoas com mais de 45 anos, mesmo sem quaisquer sintomas, devem fazer uma análise ao açúcar no sangue em jejum pelo menos uma vez de 3 em 3 anos, de modo a ter uma deteção precoce e um controlo do açúcar no sangue dentro dos limites. É conveniente prevenir muitas destas lesões ou retardar a sua ocorrência.

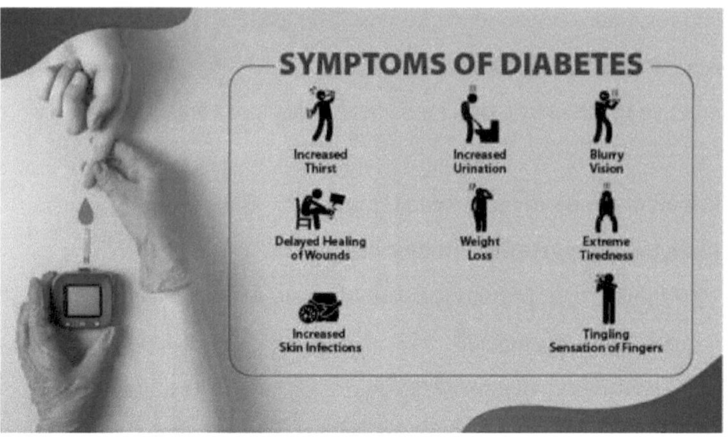

Figura 2. Sintomas da diabetes

Tipos de diabetes

1. Existem quatro tipos de diabetes: Diabetes de tipo 1: Normalmente, as pessoas com o tipo 1 são crianças, adolescentes e jovens (pessoas com menos de 30 anos). Este tipo de doença é causado pela destruição das células produtoras de insulina. As pessoas que sofrem desta doença são geralmente magras e os sintomas da doença são ruidosos, de tal forma que o consumo excessivo de água (mais do que o consumo habitual de água), a poliúria (excreção excessiva de urina, de tal forma que podem mesmo ter necessidade de urinar várias vezes durante a noite) e a perda de peso durante um período de vários dias a várias semanas são encontrados nessas pessoas e progridem. Estes doentes necessitam de injecções de insulina para controlar o açúcar no sangue; caso contrário, para além do agravamento dos sintomas acima referidos, sofrem de dores de coração, náuseas, vómitos, letargia e falta de ar, o que se designa por cetoacidose diabética. Se não for diagnosticada e tratada atempadamente, a cetoacidose diabética pode ser fatal. Para o diagnóstico, deve ser efectuada uma análise do açúcar no sangue, especialmente em jejum de pelo menos 8 horas.

2. Diabetes de tipo 2: Este tipo de diabetes é normalmente observado em pessoas de meia-idade e idosas, e a sua causa é a falta de secreção de insulina ou uma diminuição da sua eficácia. Os doentes afectados são geralmente obesos ou têm excesso de peso. Os sintomas deste tipo de diabetes incluem: Consumo excessivo de álcool, micção excessiva, micção nocturna e, em casos mais graves, distúrbios visuais, perda de peso e fadiga severa. Ao contrário da diabetes tipo 1, o seu início é normalmente muito lento e silencioso, pelo que a pessoa afetada pode não apresentar quaisquer sintomas no início ou estes podem ser poucos. Como resultado, uma pessoa pode não ter consciência da sua doença durante anos, e o aparecimento de uma das complicações a longo prazo da diabetes, como formigueiro e dormência nas pernas, leva à investigação e identificação da doença. Por esta razão, bem como devido à elevada prevalência desta doença, recomenda-se a realização de um teste de glicemia em jejum de 3 em 3 anos para todas as pessoas com mais de 45 anos e outras pessoas em risco. Para realizar este teste, são suficientes 8 a 10 horas de jejum; mas se for necessário testar os lípidos no sangue, são necessárias 12 a 14 horas de jejum. Os comprimidos para baixar o açúcar no sangue são normalmente utilizados no tratamento médico destes doentes, mas após algum tempo, pode ser necessário utilizar insulina para um melhor controlo do açúcar no sangue.

3. Diabetes gestacional: É um tipo de diabetes que normalmente começa pela primeira vez durante a gravidez, especialmente na segunda metade, ou seja, após a 20ª semana. Cerca de 5-9% das mulheres grávidas têm este tipo de diabetes. A sua causa é frequentemente a secreção de substâncias no corpo que aumenta durante a gravidez e a fonte da sua secreção é a placenta. Estas substâncias causam resistência ao efeito da insulina; por conseguinte, a diabetes gestacional melhora geralmente com o parto e a remoção da placenta. Este tipo de diabetes é geralmente assintomático, mas em casos graves, a pessoa afetada sofre de consumo excessivo de álcool e de urina excessiva.

Após a primeira infeção, a probabilidade de recorrência deste tipo de diabetes nas gravidezes seguintes é maior e, mesmo após o parto, para evitar o desenvolvimento da diabetes, devem ser tomadas medidas especiais como o controlo do peso, o aumento da atividade física e o cumprimento de uma dieta (para evitar o aumento de peso). Para controlar a diabetes gestacional, é necessário seguir uma dieta equilibrada, não saltar refeições (pelo menos três refeições a tempo), aumentar a atividade física, especialmente exercícios para a parte superior do corpo, e, por vezes, utilizar medicamentos (geralmente insulina).

A não identificação e controlo da doença pode causar problemas especiais para a mãe e para o feto. Para detetar a diabetes gestacional, recorre-se ao teste de glicemia após o consumo de uma solução açucarada (xarope de açúcar com uma determinada concentração), o que geralmente é feito no final do sexto ou sétimo mês de gravidez.

4. Diabetes devido a várias causas: O consumo de certos medicamentos, como os corticosteróides, doenças do pâncreas, algumas doenças endócrinas, como a secreção excessiva da hormona do crescimento e glândulas supra-renais hiperactivas, também podem causar diabetes mellitus. Obviamente, os casos acima referidos contam-se entre as causas raras de diabetes e, nestes casos, o tratamento deve centrar-se na causa subjacente.

Factores de risco para a diabetes tipo 2

O risco de desenvolver diabetes é maior nos seguintes casos:

1. Pessoas com mais de 45 anos de idade.

2. Pessoas com mais de 35 anos de idade e uma das seguintes opções:

- ✓ Obesidade;
- ✓ Inatividade;
- ✓ História de glicemia anormal em exames anteriores;
- ✓ Gordura anormal no sangue, especialmente triglicéridos superiores a 250 mg/Dl;
- ✓ Ter tensão arterial elevada (tensão arterial superior a 140/90);
- ✓ História de diabetes gestacional (em mulheres);
- ✓ Diabetes tipo 2 num dos familiares de primeiro grau (pai, mãe, filhos, etc.);
- ✓ História de doença dos ovários poliquísticos.

Factores de risco para a diabetes gestacional

Durante a gravidez, as seguintes pessoas têm um risco mais elevado de desenvolver diabetes gestacional:

- ❖ Mulheres cuja idade na altura da conceção é superior a 25 anos. Devido ao aumento da idade do casamento na sociedade e, naturalmente, ao aumento da idade da gravidez, muitas das pessoas que engravidam estão expostas a este risco, mas, felizmente, a idade é um fator de risco fraco, o que significa que a maioria das pessoas que engravidam aos 25 anos não contraem esta doença.
- ❖ Excesso de peso e obesidade
- ❖ Um forte historial de diabetes tipo 2 na família: Isto significa que mais do que um membro da família em primeiro grau tem diabetes tipo 2.
- ❖ História de diabetes gestacional numa gravidez anterior

❖ História de ovário poliquístico

✓ Todas as pessoas com os factores de risco acima referidos devem ser examinadas para detetar diabetes gestacional na primeira consulta durante a gravidez ou entre as 24 e as 28 semanas de gravidez, dependendo da opinião do médico.

Como identificar a doença (métodos de diagnóstico?

A) Medição da glicemia em jejum

O diagnóstico da diabetes é muito fácil, bastando colher uma pequena quantidade de sangue após um jejum de pelo menos 8 horas e medir o seu nível de açúcar. É de notar que beber água durante o jejum é seguro. Se o nível de açúcar no sangue em jejum for inferior a 100 mg/dL, o resultado do teste é normal e não deve preocupar-se, mas se o nível de açúcar no sangue estiver entre 100 e 126 mg/dL, corre o risco de desenvolver diabetes no futuro. Um nível de açúcar no sangue em jejum superior a 126 mg/dL, em pelo menos duas ocasiões, é um sinal de diabetes.

A utilização de aparelhos de medição da glicemia (glucómetros) para comprovar o diagnóstico de diabetes não é recomendada porque a precisão da medição da glicemia, mesmo nos aparelhos mais precisos, é inferior à da medição laboratorial.

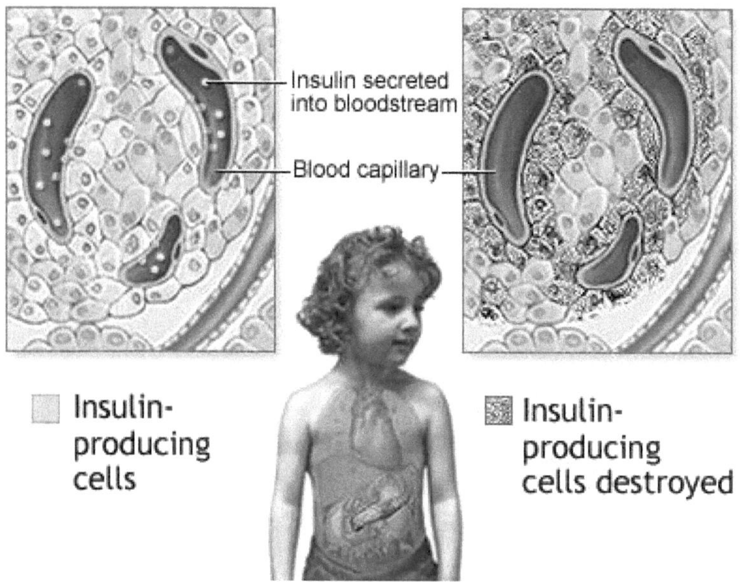

Figura 3. Diabetes: MedlinePlus Enciclopédia Médica

B) Medição aleatória da glicemia

Nas pessoas que têm sintomas de açúcar elevado no sangue (beber, urinar em excesso, urinar frequentemente durante a noite, perda de peso), um nível de açúcar no sangue superior a 200 mg/dl numa amostra de sangue, independentemente da hora de comer, indica diabetes.

C) Teste oral de tolerância ao açúcar

Em certos casos, o açúcar no sangue pode ser medido 2 horas após o consumo de xarope de açúcar contendo 75 gramas de glucose. Naturalmente, o diagnóstico da diabetes durante a gravidez é um pouco diferente e é feito através do consumo de xarope de açúcar contendo 50-100 gramas de glucose e da recolha de amostras de sangue várias vezes para medir o açúcar no sangue.

D) Medição da HbA1c

O nível de açúcar no sangue de cada pessoa varia ao longo do dia e da noite, bem como em dias diferentes, e não é constante. A medição da quantidade de proteína chamada HbA1c (Hemoglobina A1C) no sangue de cada pessoa mostra o seu estado de açúcar no sangue durante os últimos 3 meses. Esta análise é também designada por "nível de açúcar no sangue". Recentemente, este teste é também utilizado para diagnosticar a diabetes. A principal utilização deste teste é em pessoas a quem foi diagnosticada diabetes, para determinar o estado de controlo do açúcar no sangue nos últimos meses. A quantidade ideal deste teste é diferente de acordo com o kit utilizado em diferentes laboratórios, mas normalmente valores inferiores a 7 a 7,5% são considerados óptimos.

Métodos de controlo do açúcar no sangue

Após o diagnóstico da diabetes, é altura de a controlar ou tratar. Mas, antes de mais, há dois pontos que devem ser tidos em conta:

❖ A diabetes não pode ser erradicada do corpo, mas ao controlar o açúcar no sangue a um nível adequado, os danos causados por ela podem ser evitados ou minimizados. O nível ótimo de açúcar no sangue em jejum situa-se normalmente entre 90 e 130 mg/dL. Naturalmente, esta quantidade varia de acordo com a idade e o estado do doente em diferentes pessoas, mas deve ter-se em conta que ser assintomático não significa um controlo ótimo do açúcar no sangue. O nível ideal de açúcar no sangue 2 horas após uma refeição é inferior a 180 mg/dL. Sobre a média ideal de açúcar no sangue, que foi discutida na secção anterior.

❖ Muitos doentes com diabetes, especialmente do tipo 2, têm tensão arterial elevada e perturbações dos lípidos no sangue, que é muito importante controlar juntamente com o controlo dos níveis de açúcar no sangue e prevenir complicações da diabetes, incluindo complicações cardíacas, renais e oculares.

❖ O consumo de tabaco, especialmente de cigarros, aumenta consideravelmente o risco de complicações da diabetes, incluindo complicações cardíacas, oculares e renais, pelo que deixar de fumar é muito mais importante nos doentes diabéticos do que noutras pessoas.

Como atingir o nível ótimo de açúcar no sangue?

O controlo adequado da doença requer a utilização de dieta, atividade física e medicamentos para baixar o açúcar no sangue, bem como a monitorização regular do açúcar no sangue. O importante é que a pessoa afetada seja responsável pela sua doença. De facto, a principal responsabilidade pelo controlo da doença cabe ao próprio doente. O doente deve controlar o seu nível de açúcar no sangue e outros problemas médicos sob a supervisão da equipa de cuidados da diabetes (constituída por um médico, nutricionista, enfermeiro educador) e com a sua orientação.

A educação desempenha um papel fundamental no controlo da doença e na prevenção das suas complicações. Deve reconhecer-se que os familiares dos doentes diabéticos também desempenham um papel importante no incentivo ao doente para se adaptar a uma doença que dura toda a vida. Podem desempenhar um papel construtivo e eficaz, fornecendo alimentos adequados, alterando a sua dieta e acompanhando o doente na prática de exercício físico.

Com esta explicação, voltamos aos métodos de controlo do açúcar no sangue. Estes métodos dividem-se em duas categorias

A) Os métodos não farmacológicos implicam alterações no estilo de vida (hábitos de vida habituais), incluindo a alimentação e a atividade física;

B) Os métodos farmacêuticos incluem também os medicamentos orais e injectáveis.

1. Dieta: Alterar a forma ou o padrão de consumo de alimentos é a forma mais importante de controlar a diabetes. Tendo em conta que a maioria das pessoas com diabetes têm excesso de peso ou são obesas, a dieta tem como objetivo, pelo menos, evitar o aumento de peso ou, se possível, perder peso. Para este efeito, não é necessário que o tipo de alimentação das pessoas diabéticas seja diferente da dos outros membros da família, mas apenas que o consumo de alguns alimentos, especialmente de gorduras, seja limitado.

Considerando que as substâncias gordas produzem duas vezes mais energia do que as substâncias amiláceas e proteicas com o mesmo peso, o consumo destas substâncias deve ser limitado de modo a que menos de 30% da energia total recebida destas substâncias seja fornecida. Além disso, devem ser utilizados materiais ricos em amido em quantidade suficiente, como pão, arroz, massas e batatas, para que a maior parte da energia necessária ao organismo durante o dia seja fornecida por estes materiais. Por conseguinte, evitar o consumo de alimentos ricos em amido é incorreto e não é recomendado. Além disso, as matérias proteicas, como as carnes vermelhas e brancas, os ovos e os produtos lácteos devem ser consumidos com moderação, exceto se o médico recomendar que sejam evitados por razões especiais. O aconselhamento nutricional com especialistas relevantes pode ser útil a este respeito.

2. Fazer exercício ou aumentar a atividade física: Como as pessoas sedentárias têm um risco mais elevado de desenvolver diabetes, o aumento da atividade física é uma das formas mais eficazes de prevenir a diabetes e de a controlar em caso de diabetes. O exercício físico reduz os níveis de açúcar no sangue ao aumentar o consumo de açúcar no sangue pelos músculos. O exercício físico também aumenta o efeito da insulina no organismo. Porque um dos problemas da diabetes tipo 2 é a redução do efeito da insulina no organismo. Além disso, como muitas pessoas com diabetes tipo 2 têm pressão arterial elevada e lípidos sanguíneos elevados, a prática regular de exercício físico também é eficaz no controlo destas doenças, e o controlo de todos estes factores de risco acaba por conduzir a uma redução do risco de doenças cardiovasculares. Além disso, o exercício também é eficaz para melhorar o humor e para se sentir mais alegre e saudável.

Que tipo de desporto, durante quanto tempo e a que horas do dia deve ser praticado?

O melhor tipo de desporto são os desportos aeróbicos, tais como: caminhar, correr, nadar, andar de bicicleta e outros desportos durante os quais o ritmo cardíaco aumenta gradualmente e permanece relativamente constante durante a atividade. É claro que os chamados desportos anaeróbicos, como o trabalho com pesos, também são eficazes no controlo do açúcar no sangue e são especialmente recomendados para aqueles que têm mobilidade limitada e têm menos mobilidade devido a razões como dores nos joelhos e nas costas. Mas aqueles que não devem fazer força, como em casos de doenças oculares ou cardíacas graves, devem evitar este tipo de movimento.

O tempo mínimo recomendado para a prática de exercício físico é de 20-30 minutos por sessão e 3-4 sessões durante a semana. É de referir que as pessoas que têm sido menos activas, especialmente as pessoas com mais de 40 anos, as pessoas com um longo historial de diabetes e todas as pessoas que, para além da diabetes, sofrem de hipertensão arterial e de perturbações dos lípidos no sangue, devem começar com uma intensidade de atividade baixa (por exemplo, a partir de cerca de 5 minutos) e aumentar gradualmente, caso contrário correm o risco de sofrer um ataque cardíaco. A melhor altura para praticar desporto é quando a pessoa está mais preparada e capaz de o fazer e gosta mais de praticar desporto. Mas começar a fazer exercício 3 a 4 horas após uma refeição tem o maior efeito sobre o açúcar no sangue.

Para reduzir o risco de hipoglicemia durante o exercício, os doentes que utilizam medicamentos como a insulina e a glibenclamida devem manter sempre um equilíbrio entre a ingestão de insulina ou de medicamentos antidiabéticos orais, o consumo de hidratos de carbono e a quantidade de exercício e, mesmo se possível, manter-se estáveis:

- ❖ Tomar sempre o medicamento prescrito ou a insulina na quantidade recomendada pelo médico e logo que possível;
- ❖ Coma as refeições e os lanches na hora certa. Consulte sempre um nutricionista sobre a combinação de uma dieta adequada para si e nunca salte nenhuma refeição ou lanche;
- ❖ Consulte o seu médico sobre a quantidade e o método de exercício e nunca aumente o seu programa de exercício por si próprio;
- ❖ Se o seu nível de açúcar no sangue for inferior a 100 mg/dL antes de iniciar o exercício, não se esqueça de comer um lanche (como uma banana ou um copo de sumo de fruta) e de ter líquidos doces, como sumo de fruta ou sanduíches, disponíveis durante o exercício;
- ❖ Beber sempre água suficiente;
- ❖ Ensine os sintomas da hipoglicemia e como lidar com ela ao treinador ou a uma das pessoas com quem faz exercício.

Diabetes mellitus

A diabetes mellitus é uma doença em que o organismo não consegue utilizar corretamente a energia dos alimentos. Esta diabetes ocorre quando o pâncreas não tem a capacidade de produzir insulina suficiente para abastecer o corpo ou não segrega insulina de todo. Por vezes, acontece que o corpo produz insulina, mas a qualidade da insulina produzida não é suficiente para realizar a tarefa, o que leva à resistência a esta doença. Chama-se insulina. Como já dissemos, o corpo precisa de um açúcar chamado glucose para gerar energia para as suas células, sendo a tarefa da insulina fornecê-la às células. O local da sua criação e produção conduz aos músculos ou às gorduras. O açúcar, por si só e automaticamente, não consegue entrar na célula, pelo que o pâncreas liberta insulina no sangue, para que as células possam utilizar o açúcar.

Tipos de diabetes

A doença divide-se em diabetes de tipo 1 e diabetes de tipo 2. A diabetes gestacional pode ser mencionada entre outros casos desta doença. Por isso, neste caso, vamos centrar-nos na diabetes de tipo 1 e 2.

Diabetes tipo 2

Quase este tipo de diabetes é uma doença adquirida e ocorre quando uma pessoa põe em perigo a sua saúde ao comer em excesso e ao consumir alimentos e bebidas doces. Outros factores que causam a doença podem ser o stress contínuo e a ansiedade. Outra razão que causa o segundo tipo desta doença são os factores genéticos hereditários que causam alguns distúrbios no corpo para consumir glicose.

Por conseguinte, isto pode ser um aviso para que os doentes com diabetes de tipo 2 pensem nas precauções necessárias para a diabetes, especialmente a de tipo 2, antes de a desenvolverem. A maioria dos doentes com diabetes no Irão é deste tipo, porque a diabetes gestacional e a diabetes de tipo 1 são menos comuns.

Efeitos destrutivos da diabetes no sexo

Devido à existência de algumas complicações, como a nefropatia e a rinopatia e até o fecho das artérias sanguíneas, contrair esta doença pode ser perigoso para uma pessoa. Esta doença torna-se incontrolável nas fases avançadas e pode ser controlada seguindo algumas mudanças no estilo de vida. Quando o nível de insulina no sangue é baixo, o organismo não consegue transferir o açúcar do sangue, que é o combustível do corpo, para o corpo. Por conseguinte, o doente fica geralmente fraco e letárgico. As duas causas da diabetes tipo 2 podem ser descritas da seguinte forma.

A primeira razão é chamada idiopática, também conhecida como diabetes desconhecida, porque ainda não foi provada uma razão fixa e convincente para o seu desenvolvimento e sofrimento. A causa da infeção é o facto de danificarem o pâncreas e o destruírem.

Sintomas da diabetes tipo 2

Não existem muitos sintomas de diagnóstico para este tipo de diabetes e não se pode prever bem a sua ocorrência para a prevenir no futuro. Esta doença manifesta-se mais quando se sente sede frequentemente e a boca permanece seca. Além disso, a fadiga diária e as saídas frequentes, juntamente com uma forte alteração de peso, podem ser um dos seus factores. Os sintomas perigosos desta doença são a retinopatia diabética (doença hemorrágica), a diabetes provoca complicações como a nefropatia (doença que provoca insuficiência renal devido à destruição dos vasos sanguíneos).

Diabetes tipo 1

A diabetes tipo 1 fulminante também é semelhante aos sintomas que mencionámos acima, mas a velocidade de progressão neste tipo é muito maior do que no tipo anterior. Assim, é possível atingir os factores mais graves mencionados durante uma semana.

Existe também uma outra diabetes de tipo 1 que progride lentamente. Para diagnosticar esta diabetes, para além das análises à hemoglobina, devem ser feitas outras análises à glicemia. Existem duas formas de diagnosticar estas doenças, 4 análises são feitas em dois dias diferentes, e pelo menos uma de (1) a (3) e (4) é confirmada numa análise ao mesmo tempo, a diabetes é diagnosticada nessa fase.

- ❖ O nível de glucose no sangue em jejum de manhã cedo é igual ou superior a 126 mg/dL;
- ❖ Teste oral de tolerância à glicose (teste para medir o nível de glicose no sangue depois de beber 75 gramas de água dissolvida em glicose), o nível de glicose no sangue após 2 horas é de 200 mg/dL ou mais;
- ❖ Nível de glucose no sangue (se necessário) medido em 200 mg/dL ou mais, independentemente da hora e (4) valor de HbA1c igual ou superior a 6,5%;
- ❖ A diabetes de tipo 2 também está relacionada com doenças como a tensão arterial, por isso, se sentir desconforto ou deficiência nos olhos ou nos rins, não se esqueça de ampliar as formas de prevenção da diabetes. Porque a diabetes não é uma doença que possa ser facilmente curada depois de ser infetada. Por isso, a melhor coisa que pode fazer é preveni-la.

DIABETES MELLITUS

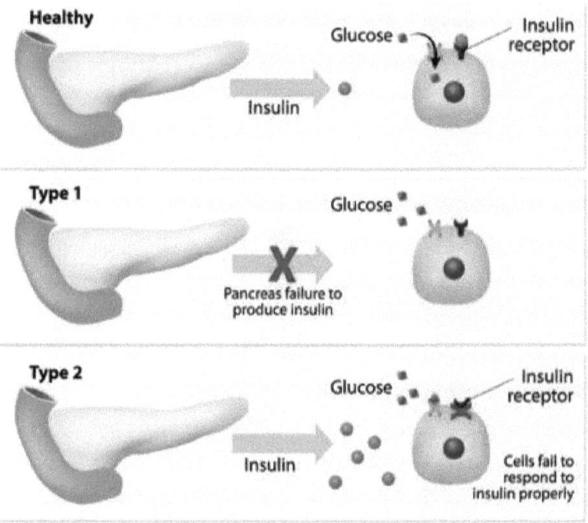

Figura 4. Manter-se saudável: Tipos de diabetes e riscos

Sintomas da diabetes tipo 1

Neste tipo de diabetes, a insulina do organismo não é suficiente para o corpo do doente, pelo que é necessário recorrer a injecções de insulina. A melhor forma de lidar com esta doença é fazer exercício físico e consumir menos açúcar. Na dieta, é muito importante ter um equilíbrio adequado e ingerir unidades de cada um dos hidratos de carbono, proteínas e vitaminas, e deve ser utilizada de forma totalmente controlada. Por isso, não se esqueça de consultar o seu médico para que ele lhe indique a dieta correta, utilizando a tabela alimentar e descobrindo a quantidade de cada um dos seus alimentos durante os períodos de tempo especificados por ele.

Métodos de prevenção da diabetes

Não é preciso fazer nada de estranho para prevenir a diabetes, tal como muitas outras doenças, e esta doença atinge-nos devido a maus hábitos alimentares e à falta de atividade física. Além disso, o stress e a ansiedade também nos expõem ao risco de sofrer desta doença. Por isso, antes de ficar stressado, deve lembrar-se que, através da prevenção, derrotará o inimigo antes de atingir a fronteira da imunidade do organismo e não deixará mais espaço para o medo e a ansiedade. Lembrar-se desta questão e agir de acordo com ela mantê-lo-á facilmente afastado dos numerosos riscos da diabetes.

Prevenção dietética da diabetes

Para as prevenções relacionadas com o consumo oral, recomenda-se a utilização da tabela de troca de alimentos (para a dieta da diabetes de acordo com as Diretrizes Mundiais de Saúde) na agenda. Quando come todos os dias, comece por conhecer a sua ingestão diária de calorias e nutrientes. Quando conhecer os seus hábitos alimentares, tente poupar na ingestão de qualquer um dos seus alimentos favoritos e não aumente ou diminua mais do que o permitido. Continuando assim, conseguirá ter um corpo longe da diabetes.

Controlo alimentar para prevenir a diabetes

Divida as suas refeições em três refeições principais, pequeno-almoço, almoço e jantar, e evite as refeições ligeiras. Quando beber chá, nunca use açúcar, doces e seus derivados, e use adoçantes como passas ou bagas secas. Utilizar a chamada fast food. Geralmente, a comida de fora é mais prejudicial e mais calórica do que a comida de casa, devido ao facto de ter versões públicas da taxa de dinheiro por unidade de tempo, por isso tente ter consigo alimentos saudáveis, mesmo no trabalho.

Por isso, coma mais alimentos pouco calóricos e não fritos e evite comer alimentos muito calóricos. Utilize corretamente as especiarias e tente não utilizar molhos industriais. Observe o mais possível os rótulos dos alimentos e utilize-os de forma controlada. Tente fornecer a sua fibra alimentar a partir de fontes naturais, como arroz e frutas. Para prevenção, pode utilizar técnicas de pensamento visual, como meios pratos de legumes e pratos pequenos com pouco volume de alimentos.

Prevenção do movimento para prevenir a diabetes

Fazer exercício significa eliminar e queimar as perigosas calorias armazenadas no corpo. Desportos como caminhar e correr, desportos aeróbicos, desportos suaves, natação, desportos com bola e desportos de combate são todos úteis para o corpo e para a diabetes, por isso não se esqueça de fazer actividades físicas três vezes por semana para tirar o seu corpo do estado bruto. Continue esta dieta e os exercícios contínuos durante dois a três meses. Se os sintomas não diminuírem, recorra à medicação e às injecções de insulina.

Complicações da diabetes

- ✓ **Pé diabético:** Nesta condição, que é comum em casos de doses elevadas, começam as nódoas negras e feridas nas plantas dos pés, que não podem ser facilmente curadas e progridem todos os dias. Estes danos devem-se à lesão nervosa da polineuropatia, também designada por diabetes neuropática. Como esta ferida está aberta, infecta muito facilmente;
- ✓ **Infecções:** Os doentes com diabetes desenvolvem frequentemente infecções nas gengivas, na boca e noutras partes do corpo. Estes doentes estão frequentemente envolvidos em doenças de pele e fúngicas;

✓ **Problemas sexuais:** Na diabetes comum nos homens, pode dizer-se que esta doença provoca perturbações nas relações sexuais e na ereção. Isto reduz o desejo sexual e a capacidade de ter uma relação. Entre outros problemas, podemos referir a insuficiência renal, a visão turva e a insuficiência cardíaca.

Tratamento da diabetes

Alguns métodos podem ser eficazes para a diabetes de tipo, incluindo métodos de tratamento:

Terapia com insulina

A insulina é utilizada para os doentes com diabetes de tipo 2. Anteriormente, a insulina era considerada como um último recurso, mas atualmente está na primeira linha de medicamentos devido aos benefícios encontrados na sua utilização. A hipoglicemia ou a diminuição contínua do açúcar no sangue é um dos efeitos secundários da injeção e do consumo de insulina. A digestão da insulina através da boca e do estômago é perturbada, pelo que é comum utilizar injecções de insulina. De acordo com as necessidades do doente, a insulina é administrada ao corpo do doente através de diferentes métodos. Além disso, devido aos tipos de insulina que existem, os métodos de utilização também são diferentes.

Medicamento metformina

Em geral, a metformina é o primeiro medicamento prescrito para a diabetes tipo 2. Ao tomar este medicamento, o nível de glucose no fígado do doente diminui para que o organismo possa utilizá-la melhor. Entre os efeitos secundários deste medicamento, podemos mencionar as náuseas e os vómitos graves. Para reduzir estes efeitos secundários, é preferível tomar o medicamento às refeições, para que o organismo se possa adaptar mais facilmente ao medicamento. Se o metotrexato pode resolver o meu problema, deve optar por outros medicamentos.

Droga sulfonil

A sulfonilureia é, na verdade, uma força motriz suplementar para aumentar o nível de insulina no sangue e é utilizada para que o organismo possa segregar mais insulina. A gliburida, a glipizida e a glimepirida são exemplos deste tipo de medicamentos. Os efeitos secundários deste medicamento podem provocar uma queda súbita do açúcar no sangue e uma perda de peso inesperada.

Meglitinidas

Estes tipos de medicamentos também funcionam como as sulfonilureias que mencionámos acima, exceto que funcionam mais rapidamente do que elas e o seu prazo de validade é mais curto do que o das sulfonilureias. Os efeitos secundários deste medicamento são a perda súbita de peso e uma queda surpreendente da tensão arterial.

Inibidores da DPP-4

A sitagliptina, a saxagliptina e a linagliptina ajudam a reduzir os níveis de açúcar no sangue, mas têm um efeito muito reduzido. Ao contrário dos anteriores, estes medicamentos não provocam aumento de peso, mas têm efeitos secundários como dores nas articulações e o risco de pancreatite.

Tabela 1: Método de diagnóstico, tratamento e prevenção da diabetes

Quando é que devemos consultar um médico?	Sintomas da diabetes tipo 1 e 2	Sintomas precoces de

		açúcar elevado no sangue
Sede excessiva e micção excessiva	Sede excessiva	Sede
Aumento da pressão ocular e visão turva	Aumento do apetite e perda de peso indesejada	Fome
Dor no peito, maxilar e braços	Micção frequente e, por vezes, incontinência urinária	Frequência urinária
Inchaço das mãos, tornozelos e rosto	Elevada irritabilidade e fadiga	Sentir-se muito cansado
Uma ferida que não cicatriza	Feridas que cicatrizam lentamente	Boca seca
Confusão, tremores corporais	Infecções frequentes	-
Dormência nas pernas	Cetonas na urina	-

Como é que a insulina é produzida no organismo?

A hormona insulina é produzida e segregada pelo pâncreas. A glândula do pâncreas está localizada atrás do estômago e liberta a insulina que segrega para a corrente sanguínea. Desta forma, esta hormona entra na corrente sanguínea e, ao transferir o açúcar do sangue para as células, impede o aumento do nível de glicose no sangue. Por conseguinte, concluímos que a presença de insulina no corpo é necessária e faz com que a quantidade do nutriente glucose no sangue, que é vital para o corpo, atinja um nível normal.

O que é o açúcar no sangue (glucose)?

A glicose, ou o açúcar no sangue que entra na corrente sanguínea a partir dos alimentos que consumimos ao longo do dia, é necessária para as actividades vitais dos órgãos do corpo. Este nutriente fornece combustível às células para que estas produzam a energia necessária à vida. Mas se não for retirado do sangue e absorvido pelas células a tempo, causará diabetes e outras doenças graves e problemas secundários. Com a falta de produção de insulina no organismo, principalmente após a ingestão de alimentos que fazem subir o nível de açúcar no sangue, o corpo sofre de hipoglicemia ou falta de resposta à insulina. Esta doença é crónica e pode acompanhar uma pessoa durante toda a sua vida. Por isso, é necessário conhecer as formas de diagnóstico atempado, de controlo e de tratamento definitivo para evitar os seus efeitos secundários, por vezes perigosos.

Tipos de diabetes e suas diferenças

Em geral, com base nos métodos de controlo e tratamento da diabetes, pode dizer-se que existem dois tipos de diabetes. Um é a diabetes crónica e de longa duração, que é conhecida por dois tipos de diabetes, tipo um e tipo dois. Há outro tipo de diabetes que é temporário e ocorre frequentemente durante a gravidez e, felizmente, na maioria dos casos, este problema é resolvido após o parto e o nascimento do bebé. A diabetes gestacional pode ser bem controlada através de uma dieta equilibrada. É claro que, se não for controlada, a pessoa corre o risco de sofrer um aborto espontâneo e de ter diabetes de tipo 2 no futuro. É de salientar que, nos casos em que uma pessoa suspeita dos sintomas de pré-diabetes, a maioria destas pessoas é suscetível de sofrer de diabetes.

O que é a pré-diabetes?

Na pré-diabetes, uma pessoa ainda não foi diagnosticada com um dos principais tipos de diabetes, mas é suscetível a eles. Esta condição é frequentemente observada em pessoas cujos pais têm um historial de diabetes. Também vemos sintomas de pré-diabetes em famílias cujo estilo de vida e dieta não são saudáveis. O açúcar no sangue também aumenta nestas pessoas. Mas o seu nível não é suficiente para dizer que uma pessoa tem diabetes. Por conseguinte, estas pessoas devem ter os cuidados necessários e ser tratadas mais rapidamente para não contraírem diabetes no futuro.

Métodos de tratamento da pré-diabetes

Modificando o seu estilo de vida e adoptando uma dieta saudável, pode baixar o açúcar no sangue e aproximá-lo do nível normal. Poderá também evitar o aumento dos níveis de açúcar no sangue. Para este efeito, é melhor ter em conta os seguintes aspectos importantes:

- ❖ Controlo do peso e ajuda à perda de peso e boa forma física;
- ❖ Fazer exercício físico pelo menos 20 minutos por dia;
- ❖ A utilização de metformina, especialmente para mulheres com síndrome dos ovários poliquísticos, doentes cardíacos, pessoas com pré-diabetes em curso e doentes com fígado gordo;
- ❖ Medicamentos que controlam os níveis de colesterol no sangue, como as estatinas;
- ❖ Medicamentos que controlam a tensão arterial elevada;
- ❖ Utilização de aspirina em doses baixas.

Diabetes tipo 1

A diabetes tipo 1, também designada por diabetes insulino-dependente, tem causas genéticas e ambientais, não estando ainda totalmente identificada a causa do seu aparecimento. Mas o que é certo é que a prevalência da diabetes tipo 1 é inferior à do tipo 2. De facto, a prevalência desta doença não está relacionada com uma idade específica, mas é geralmente mais comum em crianças e jovens. Nos doentes com diabetes de tipo 1, é produzida uma pequena quantidade de insulina, pelo que estas pessoas necessitam de injecções diárias de insulina. Alguns dos factores de que depende a diabetes tipo 1 são:

- ✓ Estilo de vida;
- ✓ Factores ambientais;
- ✓ Herança e história familiar;
- ✓ Doenças glandulares e pancreáticas;
- ✓ Doenças auto-imunes e a presença de proteínas e anticorpos no organismo;
- ✓ Local de residência.

A diabetes tipo 1 é também designada por diabetes juvenil. Por outro lado, alguns investigadores consideram que a diabetes tipo 1 é uma doença autoimune em que o sistema imunitário de uma pessoa produz, por engano, anticorpos que danificam os tecidos do corpo. Neste tipo de doença, o sistema imunitário ataca as células beta do pâncreas, que são responsáveis pela produção de insulina no organismo. Com a destruição destas células, o pâncreas não será capaz de produzir e segregar insulina na quantidade necessária ao organismo. À medida que o nível de insulina no sangue diminui, o nível de açúcar no sangue aumenta e surgem as complicações da diabetes tipo 1. Nesta fase, a pessoa terá de utilizar insulina sob a forma de medicamento e injectá-la durante o dia.

Métodos de tratamento

- ❖ Injeção de insulina;
- ❖ Utilizar uma bomba de insulina;
- ❖ Controlo do açúcar no sangue;
- ❖ Contagem de hidratos de carbono.

Diabetes tipo 2

A diabetes tipo 2 é mais comum em adultos. Mas hoje em dia, devido à vida sedentária, aos ambientes pequenos e ao uso de alimentos ricos em gordura, fast food e alimentos processados e ao excesso de peso em crianças e adolescentes, assistimos à ocorrência desta doença numa idade mais jovem. Algumas das principais causas e factores da diabetes tipo 2 são:

- ❖ Aumento da idade;
- ❖ Herança e história familiar;
- ❖ Aumento de peso e obesidade;
- ❖ Síndrome dos ovários poliquísticos (PCO);
- ❖ História de diabetes gestacional;
- ❖ Níveis elevados de colesterol mau e de triglicéridos;
- ❖ Hipertensão arterial crónica.

Quase 90% dos casos de diabetes estão relacionados com o tipo 2 e, neste caso, apesar de produzir insulina suficiente, o corpo do doente não a consegue utilizar por várias razões. Como resultado, o doente não consegue controlar o seu nível de açúcar. Ao contrário da diabetes de tipo 1, na de tipo 2, o pâncreas produz bem a insulina necessária. Mas as células resistem à resposta e, como resultado, a glucose não é transferida para as células que necessitam de energia e permanece no sangue. Na maior parte dos casos, estão envolvidas razões genéticas na ocorrência do tipo 2. Mas o aumento de peso pode ter um efeito direto e grave no progresso desta doença. Isto apesar do facto de muitos doentes com esta doença não terem excesso de peso.

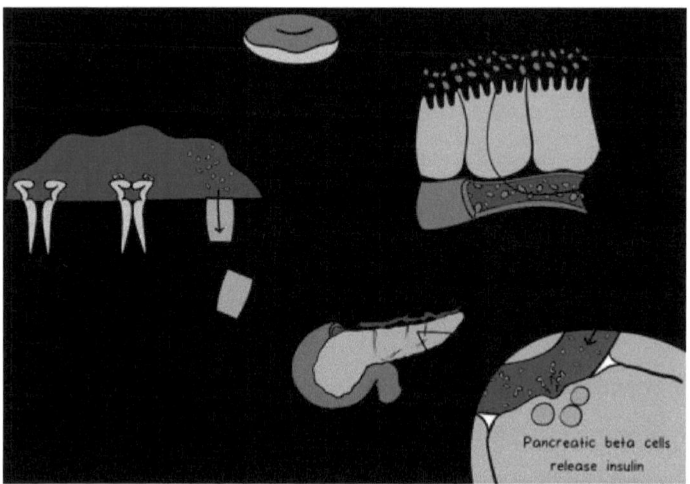

Figura 5. O que é a diabetes mellitus?

Métodos de tratamento

Na diabetes tipo 2, é necessário que as pessoas alterem o seu estilo de vida e sigam uma dieta saudável e, se não estiver controlada, devem também utilizar medicamentos orais.

Açúcar elevado no sangue durante a gravidez

Durante este período, devido à libertação de algumas hormonas, o nível de açúcar no sangue aumenta e, na maioria dos casos, estes sintomas desaparecem completamente após o parto. No entanto, uma vez que o aumento dos níveis de açúcar no sangue durante este período pode ser perigoso para a mãe e para o feto, é imprescindível um diagnóstico atempado e o encaminhamento para um ginecologista ou endocrinologista. Se não for diagnosticada e tratada, a mãe ou a criança podem desenvolver diabetes de tipo 2 no futuro. Esta doença ocorre maioritariamente em mulheres grávidas com as seguintes condições:

❖ Pessoas que têm um historial familiar de diabetes;

❖ Mulheres com mais de 25 anos de idade;

❖ Excesso de peso antes da gravidez.

É interessante saber que, para além da genética e da hereditariedade, as raças americana, indiana, asiática e hispânica são mais susceptíveis à diabetes gestacional.

Os principais sintomas de diagnóstico da diabetes

Por vezes, na sua análise ao sangue, o seu nível de açúcar no sangue é mais elevado do que o normal, mas ainda não ao ponto de precisar de tomar medicação para controlar a diabetes, esta condição é chamada pré-diabetes. Nesta altura, pode conseguir reduzir o açúcar no sangue e prevenir a diabetes naturalmente, controlando a alimentação e alterando o seu estilo de vida. Para isso, elimine as gorduras saturadas e trans da sua alimentação e coma mais alimentos cozidos e a vapor. Reduza o pão e os cereais sem farelo, certifique-se de que inclui exercício e caminhadas diárias no seu horário. Um dos factores de redução da diabetes, mesmo em casos muito graves, são as caminhadas regulares e longas. Beba água saudável e simples em vez de sumos de fruta e bebidas gaseificadas e, acima de tudo, controle o seu peso.

❖ Desejo de beber muitos líquidos;

❖ Sede excessiva;

❖ Comer em excesso;

❖ Micção frequente;

❖ Cansaço excessivo;

❖ Problemas de visão;

❖ Perda de peso;

❖ Não cicatrização da ferida;

❖ Infecções agudas.

Ao apresentar os sintomas acima referidos, é provável que tenha sintomas de diabetes e que tenha contraído esta doença; por conseguinte, pode verificar a sua presença indo ao médico e fazendo uma análise ao sangue. Existe uma estreita relação entre as doenças cardiovasculares, os lípidos no sangue e a diabetes, e cada uma delas pode ser um fator adicional. Se não tem nenhum dos sintomas de diabetes mencionados, mas tem excesso de peso, deve fazer um controlo da diabetes em qualquer idade.

O que é que os diabéticos devem comer?

Alguns alimentos provocam níveis elevados de açúcar no sangue e causam diabetes. Por isso, para prevenir ou controlar a diabetes, é melhor eliminar ou, pelo menos, reduzir estes alimentos pouco saudáveis na sua dieta. Um dos principais passos a dar para controlar a diabetes é comer regularmente 3 refeições por dia.

Por outro lado, é preferível utilizar alimentos e hidratos de carbono saudáveis e frescos, como frutas e legumes, nestas três refeições. Recomenda-se o consumo de cereais integrais e de queijo e produtos lácteos com baixo teor de gordura. Comer peixe, especialmente salmão, pelo menos duas vezes por semana pode ser muito útil. Porque tem ácidos gordos Omega-3 e gorduras insaturadas. Naturalmente, os frutos secos e as sementes que contêm gorduras boas, como as nozes e o azeite, também são recomendados para os diabéticos.

Alimentos proibidos

As pessoas com níveis elevados de açúcar no sangue devem controlar o colesterol e a tensão arterial tanto quanto possível. Por isso, é melhor evitar o consumo de gorduras saturadas, tais como alimentos gordos e fritos, fast food e snacks pouco saudáveis. O consumo de alimentos que contenham colesterol mau e sal é proibido para estas pessoas. Alguns alimentos proibidos para as pessoas com diabetes são:

- ❖ Arroz sem farelo;
- ❖ Pão branco;
- ❖ Batatas fritas e batatas fritas;
- ❖ Amidos;
- ❖ Alimentos com muito açúcar, como compotas, pastéis, doces e sumos artificiais;
- ❖ Frutos secos;
- ❖ Carnes fritas e gordas;
- ❖ Produtos lácteos gordos, como natas, gelados, manteiga e queijos gordos;
- ❖ Alimentos transformados, especialmente salsichas;
- ❖ Cafés doces;
- ❖ Bebidas gaseificadas doces, como os refrigerantes.

12 complicações perigosas que ameaçam os diabéticos

A diabetes tem um grande efeito nos órgãos do corpo, incluindo a destruição da retina e a ocorrência de visão turva e cegueira, danos graves nos rins e a necessidade de diálise são algumas das complicações da diabetes. A falta de controlo do açúcar no sangue e a falta de cuidados adequados com os pés provocam úlceras e infecções incontroláveis nas pernas e nos membros inferiores que, no caso da diabetes, a única forma de tratamento após a propagação da infeção é a amputação.

A diabetes afecta os nervos e os órgãos, especialmente os pés, provocando a sua imobilidade e dormência e causando formigueiro nas plantas dos pés. Outra complicação neurológica da diabetes é a impotência nos homens. As pessoas diabéticas correm um maior risco de infeção das gengivas e de cáries dentárias. Por isso, devem cuidar regularmente da sua higiene oral e dentária. A diabetes não controlada também aumenta o risco de ataque cardíaco, acidente vascular cerebral e tensão arterial elevada.

1. Coma diabético

Uma das complicações mais perigosas da diabetes é o coma diabético. Neste caso, tal como no coma normal, a pessoa perde a consciência na sequência de um aumento significativo do nível de açúcar no sangue ou de uma diminuição acentuada e súbita do mesmo. Esta complicação é muito perigosa e as pessoas que dela sofrem devem receber tratamento de emergência imediatamente. Porque, nalguns casos, pode mesmo levar à morte da pessoa.

2. Úlcera do pé diabético

Uma das complicações mais conhecidas do açúcar elevado no sangue é a úlcera do pé diabético, que danifica os nervos dos pés da pessoa. Nalguns casos, este problema leva à falta de fornecimento adequado de sangue às pernas, o que é muito perigoso. Pequenas feridas e mesmo bolhas nos pés destas pessoas, se não forem tratadas correta e rapidamente, podem transformar-se em infecções perigosas que podem mesmo levar à amputação de um dedo ou mesmo de um membro nestas pessoas.
É necessário que os diabéticos usem sapatos de qualidade e confortáveis para que a circulação sanguínea nos pés seja feita corretamente. Qualquer tipo de infeção ou ferida nos pés pode ser muito perigosa. Porque o sistema imunitário funciona muito mal nestas zonas devido à falta de fornecimento de sangue adequado.

3. Problemas renais

A nefropatia, que é um tipo de lesão nos rins, pode ocorrer em doentes com níveis elevados de açúcar no sangue. Ao aumentar o nível de açúcar no sangue, são danificados os pequenos vasos sanguíneos que se encontram nos rins e que são responsáveis pela purificação do sangue. Como resultado, a pessoa sofre de insuficiência renal, que é irreversível em algumas substâncias, e a pessoa afetada terá de se submeter a diálise ou mesmo a um transplante de rim.

4. Doenças da boca e das gengivas (periodontais)

As doenças periodontais são muito comuns, especialmente em pessoas que não seguem a sua higiene oral. Porque estas pessoas têm um sistema imunitário mais fraco do que as pessoas saudáveis devido à diabetes. Com o mais pequeno problema ou ferida nas gengivas, podem enfrentar infecções e doenças semelhantes que não podem ser facilmente tratadas. Além disso, a formação de placa bacteriana na boca e nos dentes de pessoas com níveis elevados de açúcar no sangue que não observam a higiene pessoal pode causar inflamação e infeção nas gengivas e, eventualmente, nos dentes e até no maxilar.

5. Ver muitas cetonas no sangue

A cetoacidose diabética, que é causada por um aumento de cetonas na urina, é uma doença comum que afecta os diabéticos. Quando as células de uma pessoa têm fome, elas decompõem as gorduras para fornecer energia. Esta ação produz ácidos tóxicos chamados cetonas, que podem causar sintomas como fraqueza, perda de apetite, febre, dor de estômago e, em alguns casos, vómitos. Com os sintomas acima referidos, pode suspeitar-se de um aumento do nível de cetonas na urina das pessoas e verificá-lo. A cetoacidose diabética é normalmente mais comum em pessoas com diabetes tipo 1.

6. Dores neuropáticas nos diabéticos

Os níveis elevados de açúcar no sangue podem danificar as paredes dos vasos sanguíneos e dos capilares. Estes capilares são responsáveis pela alimentação das células nervosas do corpo. Ao danificá-los, os nervos do corpo da pessoa serão afectados, especialmente na zona das pernas, e aparecerão sintomas como formigueiro nas pernas, pontadas, dor ou ardor nos dedos das mãos e dos pés.

Esta dor pode propagar-se a outras partes do corpo. Cerca de 25% das pessoas com níveis elevados de açúcar no sangue sofrem de neuropatia diabética (PDN), ou dor crónica nos nervos causada pela diabetes. Em casos mais agudos e na sequência da falta de tratamento adequado, outros órgãos do corpo também serão afectados, e os danos nos nervos do sistema digestivo podem causar náuseas, vómitos, diarreia, obstipação ou mesmo disfunção erétil nos homens.

7. Hipoglicemia aguda

A hiperglicemia hiperosmolar é uma doença ameaçadora para as pessoas com diabetes que ocorre quando o açúcar no sangue ultrapassa os 600 mg por decilitro de sangue, com sintomas como sede excessiva e boca seca, sonolência, confusão e febre, apresenta fraqueza de visão e até ilusão. Ao ver estes sintomas, é necessário consultar um médico com urgência.

8. Doenças cardiovasculares

É interessante saber que o aumento dos níveis de açúcar no sangue pode aumentar o risco de doenças cardiovasculares. Especialmente a doença arterial coronária, que está associada a dores no peito. Ataques cardíacos, estreitamento das artérias e até mesmo acidentes vasculares cerebrais podem ocorrer com um aumento acentuado do açúcar no sangue.

9. Danos na visão

A retinopatia diabética, uma doença ocular que pode mesmo levar à cegueira, ocorre em resultado de danos nos vasos da retina. O aumento dos níveis de açúcar no sangue pode aumentar o risco de outras doenças oculares, como o glaucoma ou mesmo as cataratas.

10. Danos à audição

As doenças da audição e a perda de audição são mais comuns em pessoas com diabetes. Esta doença é uma das complicações mais comuns da diabetes, que pode levar à perda de audição e, em alguns casos, à surdez devido a danos nos vasos sanguíneos e capilares dentro do ouvido.

11. Danos na pele

As doenças de pele relacionadas com várias infecções bacterianas e fúngicas são as complicações mais comuns do açúcar elevado no sangue. O atraso na cicatrização de feridas pode agravar os problemas de pele nos diabéticos.

12. Depressão e demência

As pessoas com diabetes tipo 2 são mais susceptíveis a doenças como a depressão e a doença de Alzheimer. Com o aumento do açúcar no sangue no organismo, o risco de doença de Alzheimer também aumenta. Além disso, os doentes com diabetes de tipo 1 e de tipo 2 são mais propensos à depressão, o que torna o controlo da doença mais difícil.

Métodos de diagnóstico da diabetes

Como é que o diagnóstico desta doença é diferente nos seus diferentes tipos? Por exemplo, no tipo 1, a doença aparece frequentemente de repente. Assim, ao verificar o nível de açúcar no sangue, a pessoa apercebe-se desta doença. Mas outros tipos de diabetes têm sintomas que aparecem gradualmente. Nestas pessoas, a utilização de testes de diagnóstico é útil. Estas pessoas são mais propensas a sofrer de açúcar elevado no sangue e é necessário verificar o seu nível de açúcar no sangue através de diferentes métodos de diagnóstico.

- ✓ Pessoas que têm um índice de massa corporal ou IMC superior a 25;
- ✓ Idade superior a 45 anos;
- ✓ Mulheres com antecedentes de diabetes gestacional e é necessário efetuar um teste de rastreio da diabetes de três em três anos;
- ✓ Pessoas que se encontram na fase de pré-diabetes e é necessário testar o nível de açúcar no sangue anualmente.

Testes e experiências válidos para diagnosticar a diabetes

Existem diferentes métodos para verificar e medir os níveis de açúcar no sangue. Naturalmente, as pessoas com diabetes precisam de ser testadas para a diabetes e de fazer check-ups regulares. Dependendo do estado do doente e do diagnóstico do médico, podem ser prescritos os seguintes testes de diagnóstico:

- ❖ Teste aleatório de glicemia em que é recolhida uma amostra de uma pessoa, independentemente da hora da última refeição. Se o nível de açúcar no sangue for de cerca de 200 mg/dL ou mais, a pessoa tem diabetes.
- ❖ Teste de hemoglobina A1C que mede a média de açúcar de uma pessoa durante 2-3 meses sem necessidade de jejum. Se o nível de hemoglobina A1C for superior a 6,5, a pessoa tem diabetes. Mas no intervalo de 5,7 a 6,4, a pessoa está na fase de pré-diabetes, e em níveis mais baixos, felizmente, a pessoa é saudável.

❖ Teste de glicemia em jejum, que é efectuado de manhã e no qual os níveis inferiores a 100 mg/dl parecem normais. O intervalo de 100 a 125 é um sinal de pré-diabetes ou distúrbio da glucose em jejum, e níveis superiores a 126 são sinais de diabetes.

❖ A análise à urina é prescrita a pessoas com suspeita de tipo 1 para verificar a presença de cetonas na urina.

❖ O teste oral de tolerância à glucose é um método que mede primeiro o nível de açúcar no sangue em jejum. Em seguida, depois de beber um líquido doce, o nível de açúcar no sangue é medido novamente após 2 horas. Se o nível de açúcar no sangue for inferior a 140, é normal. Mas se for superior a 200 mg e após 2 horas, indica diabetes.

Existe uma cura definitiva para a diabetes? A melhor e mais rápida forma de tratar a diabetes em todos os seus tipos é seguir um estilo de vida saudável com exercício e atividade física suficientes ao longo do dia. É necessário verificar o nível de açúcar no sangue e de insulina de acordo com o tipo de doença e utilizar medicamentos orais conforme recomendado pelo médico. Lembre-se que manter um peso saudável e fazer actividades regulares, como caminhar durante o dia ou fazer exercício ligeiro, pode ser muito útil. Os métodos de tratamento mais comuns e mais rápidos para os doentes com diabetes são:

✓ Utilizar alimentos saudáveis sem açúcar e açúcar artificial;

✓ Desporto e actividades físicas;

✓ Utilização de medicamentos orais como glimepirida, glucophage, comprimidos de gliclazida;

✓ Utilização de insulina;

✓ Verificar regularmente o nível de açúcar no sangue;

✓ Em casos mais agudos de transplante de pâncreas;

✓ Cirurgia bariátrica;

✓ E, finalmente, a perda de peso.

Como prevenir?

Tendo em conta as muitas complicações perigosas desta doença, a prevenção é melhor do que o tratamento. Existem formas eficazes de prevenir a diabetes. É claro que se deve ter em conta que o tipo 1 não pode ser prevenido e é sobretudo um fator hereditário. Mas em todos os casos, optar por um estilo de vida saudável é muito útil. Pessoas que se encontram na fase de pré-diabetes ou pré-diabetes. Além disso, as pessoas propensas ao tipo 2 desta doença, a fim de evitar um nível elevado de açúcar no sangue durante a gravidez, devem ter em mente as seguintes soluções:

✓ Comer alimentos saudáveis com baixo teor de gordura e calorias e mais fibras;

✓ Uma dieta rica em cereais não refinados (como o pão de farelo ou o arroz integral), frutos e legumes;

✓ Desportos e exercícios físicos durante pelo menos 20 a 30 minutos por dia, como uma caminhada rápida ou andar de bicicleta;

✓ Perda de peso e prevenção da obesidade.

Controlar bem a diabetes perdendo peso

Como já foi referido, uma das causas mais importantes da diabetes, especialmente da diabetes de tipo 2, que é adquirida, é a obesidade e o excesso de peso. Além disso, o facto de não comer alimentos saudáveis, na ausência de obesidade, pode causar diabetes. Por esta razão, sugerimos que, se o seu peso for superior ao peso adequado, ou seja, o peso que é proporcional à sua altura, deve seguir uma dieta de emagrecimento. Pode também recorrer a uma dieta de estabilização do peso para evitar o regresso da obesidade.

O que é o açúcar elevado no sangue?

Um nível de açúcar no sangue em jejum de 100 a 125 mg/dL é considerado pré-diabetes. Se o seu nível de açúcar no sangue for igual ou superior a 126 mg/dL em dois testes separados, tem diabetes.

Como é que sabemos que o nosso nível de açúcar no sangue está elevado? O nível elevado de açúcar no sangue, também conhecido como hiperglicemia, refere-se a níveis elevados de glucose (açúcar) na corrente sanguínea. Está normalmente associada à diabetes, uma doença crónica caracterizada por uma produção ou função deficiente da insulina.

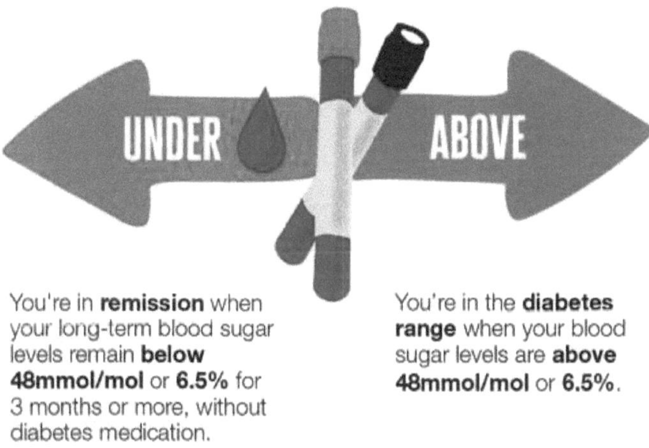

Figura 6. O que é a remissão da diabetes tipo 2?

Tratamento do estado pré-diabético

Se estiver na fase pré-diabética, a escolha de um estilo de vida correto pode reduzir o nível de açúcar no sangue e voltar a um nível normal ou, pelo menos, evitar que o nível de açúcar no sangue aumente e não se transforme em diabetes de tipo 2:

✓ Manter um peso saudável através do exercício físico e de uma dieta saudável pode ajudar. Fazer exercício pelo menos 150 minutos por semana e perder cerca de 7% do seu peso corporal pode prevenir ou atrasar o aparecimento da diabetes;

✓ Os medicamentos (como a metformina) podem, por vezes, ser úteis em pessoas com risco de desenvolver diabetes, incluindo quando a pré-diabetes se está a agravar ou se têm doença cardiovascular, doença do fígado gordo ou síndrome dos ovários poliquísticos;

✓ São também necessários medicamentos para controlar o colesterol, como as estatinas, e medicamentos para a tensão arterial elevada. O médico pode também prescrever uma terapia com aspirina em dose baixa para ajudar a prevenir doenças cardiovasculares e tratar a pré-diabetes.

Uma pessoa que se encontra na fase pré-diabética pode desenvolver diabetes de tipo 2 se não seguir as recomendações do seu médico.

O que é a diabetes gestacional?

A diabetes gestacional ocorre durante a gravidez devido ao aumento do açúcar no sangue e desaparece após o parto. Mas esta doença está associada a complicações da diabetes gestacional no feto. É necessário consultar um ginecologista ou endocrinologista para diagnosticar, controlar e tratar os sintomas da diabetes gestacional. Porque é possível que a mãe ou a criança venham a ter diabetes de tipo 2 no futuro.

Este tipo de problema de açúcar no sangue ocorre durante a gravidez. De facto, durante a gravidez, a placenta produz hormonas para manter a gravidez. Estas hormonas tornam as células mais resistentes à insulina. Normalmente, o pâncreas responde produzindo mais insulina suficiente para ultrapassar esta resistência.

Mas, por vezes, o pâncreas não o consegue fazer corretamente. Neste caso, muito pouca glucose é transferida para as células e o seu nível aumenta no sangue, causando os sintomas da diabetes gestacional. Os factores de risco para esta doença incluem:

✓ Mulheres com mais de 25 anos de idade;

✓ História familiar ou pessoal;

✓ Excesso de peso antes da gravidez;

✓ Mulheres negras, hispânicas, índias americanas ou asiáticas.

Testes de diabetes gestacional

O seu médico avaliará os factores de risco da diabetes gestacional no início da gravidez, incluindo

✓ **Teste de açúcar no sangue:** Se estiver em risco moderado de contrair a doença, deve provavelmente fazer um teste de rastreio da diabetes gestacional durante o segundo trimestre, normalmente entre as 24 e as 28 semanas de gravidez;

✓ **Teste de provocação inicial com glicose:** Nesse teste, a pessoa ingere uma solução contendo glicose e o nível de açúcar no sangue é verificado 1 hora depois. Um nível de açúcar no sangue inferior a 140 mg/dL é normalmente normal num teste de glicose e a pessoa não tem diabetes. Mas se o seu nível de açúcar no sangue for superior ao normal, significa que corre o risco de desenvolver diabetes gestacional;

✓ **Teste de tolerância à glucose:** Para efetuar este teste, é-lhe pedido que não coma nada durante toda a noite e que meça o seu nível de açúcar no sangue em jejum de manhã. Em seguida, ingere uma solução com glicose (que contém uma elevada concentração de glicose) e o seu nível de açúcar no sangue é verificado de 1 em 1 hora durante 3 horas. Se o seu nível de açúcar no sangue estiver acima dos valores normais pelo menos 2 vezes, tem diabetes gestacional.

Controlar os seus níveis de açúcar no sangue é essencial para manter o seu bebé saudável e evitar complicações durante o parto. Para além de manter uma dieta saudável e fazer exercício, o seu plano de tratamento pode incluir o controlo do açúcar no sangue e, em alguns casos, a utilização de insulina ou de medicamentos orais. Se o açúcar no sangue subir, o seu bebé pode libertar níveis elevados de insulina, o que pode levar a níveis baixos de açúcar no sangue após o parto.

Complicações da diabetes gestacional para o bebé e complicações da diabetes gestacional para a mãe

A maioria das mulheres com diabetes gestacional tem bebés saudáveis. No entanto, níveis de açúcar no sangue não controlados ou mal controlados podem causar problemas para si e para o seu bebé. Podem ocorrer complicações no seu filho devido a esta doença, que mencionamos na tabela abaixo. As complicações da diabetes gestacional na mãe também podem incluir as seguintes:

✓ Pré-eclampsia (toxicidade da gravidez);

✓ Ter diabetes em gravidezes subsequentes;

✓ Complicações da mãe diabética após a gravidez.

Quadro 2: Desvantagens da diabetes gestacional

Complicaçõ es da diabetes gestacional	Descrição

Crescimento excessivo do feto	A glicose extra pode atravessar a placenta, fazendo com que o pâncreas do seu bebé produza mais insulina, fazendo com que o seu bebé cresça demasiado, o que é conhecido como macrossomia. Os bebés muito grandes têm maior probabilidade de necessitar de uma cesariana.
Baixo nível de açúcar no sangue	Por vezes, os bebés de mães com diabetes gestacional apresentam níveis baixos de açúcar no sangue (hipoglicemia) logo após o nascimento porque a sua produção de insulina é elevada. A alimentação rápida e, por vezes, a glucose intravenosa podem fazer com que o nível de açúcar no sangue da criança volte ao normal.
Morte ou coma diabético	Se esta doença não for tratada, pode levar à morte da criança, antes ou depois do nascimento, ou mesmo causar coma diabético.

O que é a diabetes silenciosa?

As pessoas que têm uma elevada probabilidade de desenvolver diabetes e que estão prestes a desenvolver esta doença, são conhecidas por terem diabetes silenciosa. A diabetes silenciosa é o mesmo termo utilizado para designar a pré-diabetes. Portanto, esta condição é a mesma que a pré-diabetes, apenas os seus nomes são diferentes. Se tiver sintomas de diabetes silenciosa ou sintomas de diabetes oculta, deve consultar um endocrinologista para tomar as medidas necessárias. Os sintomas da diabetes silenciosa são os mesmos que os da pré-diabetes. A diabetes silenciosa geralmente não apresenta sintomas óbvios.

O que é a diabetes insípida?

A diabetes insípida é uma doença em que a hormona antidiurética não é produzida em quantidade suficiente. A diabetes insípida é perigosa? Sim, quando isto acontece no corpo, normalmente o equilíbrio dos electrólitos no corpo é perturbado e a água é expelida do corpo. O corpo fica desidratado e surgem problemas de saúde para a pessoa.

O que é a diabetes mellitus?

A neurodiabetes ou hipoglicemia não existe externamente e é um termo que é considerado uma doença errada. Quando se está ansioso ou nervoso, o açúcar no sangue aumenta (mesmo em casos raros, até 400). Por isso, diz-se que a pessoa tem sintomas de hipoglicemia. Mas isso não é verdade. O aumento do açúcar no sangue serve para o preparar para o modo de espera do organismo.

O que é a diabetes infantil ou o nível elevado de açúcar no sangue das crianças?

A diabetes nas crianças prepara o terreno para outras doenças. Um dos danos que a diabetes causa ao corpo é nos departamentos cardiovasculares. Além disso, a diabetes infantil aumenta o risco de acidente vascular cerebral e de doença cardíaca na idade adulta. A diabetes infantil aumenta o risco de AVC e de doenças cardíacas na idade adulta.

O que é a diabetes na adolescência?

A diabetes mellitus nos adolescentes tornou-se mais comum nos últimos tempos. De acordo com estatísticas recentemente obtidas nos Estados Unidos, cerca de 210 000 adolescentes e pessoas com menos de 20 anos apresentam sintomas de diabetes nos adolescentes.

O que é a diabetes nos jovens?

A diabetes tipo 1 ou diabetes de que uma pessoa sofre quando é jovem é uma das doenças crónicas e dos distúrbios do açúcar no sangue. Neste caso, o pâncreas produz pouca ou nenhuma insulina. Sabe que a função da insulina é regular o açúcar no sangue. Quando isto acontece, o açúcar fica no sangue e não chega às células, provocando a diabetes. Os sintomas da diabetes nos jovens são semelhantes aos do tipo 1 porque a diabetes tipo 1 é a diabetes juvenil.

Quais são os sintomas da diabetes? (Sintomas de açúcar elevado no sangue e os sintomas mais importantes da diabetes)

Quais são os sintomas de um nível elevado de açúcar no sangue? Os sintomas de hipoglicemia variam consoante o nível de açúcar no sangue. Algumas pessoas, especialmente as pessoas com diabetes tipo 2 que estão na fase pré-diabética, podem não sentir os sintomas da diabetes desde o início. Mas no tipo 1, os sintomas aparecem rapidamente e são mais graves. Quando descobrimos que um dos nossos familiares ou amigos tem diabetes mellitus, a nossa primeira pergunta é: como saber se temos diabetes? Para responder a esta pergunta, precisamos de conhecer os sintomas da diabetes e os seus sintomas em cada fase.

Tabela 3: A tabela seguinte ajudá-lo-á a reconhecer melhor a diabetes e os sintomas de níveis elevados de açúcar no sangue no rosto

Sintomas precoces da diabetes (sintomas de açúcar elevado no sangue)	Sintomas de diabetes tipo 2 e sintomas de diabetes tipo 1	A que médico nos devemos dirigir quando temos esses sintomas?

Fadiga desde os primeiros sintomas de açúcar no sangue	Sede excessiva	Confusão, desorientação e tremores
Fome	Fome extrema (aumento do apetite) ou perda de peso indesejada	Urina e sede excessivas
Sede	Frequência urinária e, em alguns casos, incontinência urinária	Visão turva e sensação de pressão nos olhos
Frequência urinária	Fadiga e irritabilidade	Uma ferida que não cicatriza
Boca seca	Feridas que cicatrizam lentamente	Perda de sensibilidade nas pernas
	A presença de cetonas na urina	Inchaço das mãos, rosto e tornozelos
	Infecções frequentes	Dor no peito, nos braços e no maxilar

Sintomas de diabetes ou de níveis elevados de açúcar no sangue nos homens

Como sabe, os sintomas observados em homens e mulheres diabéticos são semelhantes entre ambos, mas alguns sintomas são observados num dos sexos e isso deve-se à diferença na sua anatomia. De seguida, apresentamos alguns dos primeiros sintomas da diabetes nos homens:

✓ Mais sede;

✓ Fome;

✓ Boca seca;

✓ Náuseas e vómitos;

✓ Frequência urinária;

✓ Fadiga extrema;

✓ Visão turva.

Sintomas de diabetes nas mulheres

Se é mulher e tem diabetes, irá sofrer dos sintomas que os homens sofrem e irá experimentar a maioria deles, mas alguns dos sintomas da diabetes são específicos das mulheres, por isso elas sofrem de complicações da diabetes nas mulheres. Alguns dos sintomas da diabetes nas mulheres incluem os seguintes:

✓ Um dos sintomas de açúcar elevado no sangue, que é mais comum nas mulheres com diabetes, é a infeção vaginal por leveduras. Normalmente, estas infecções, que se manifestam com sintomas de comichão e secreções purulentas, brancas e caseosas, ocorrem com frequência;

✓ A infeção do trato urinário é mais comum nas mulheres do que nos homens, o que se deve à proximidade do trato urinário e da vagina;

✓ A maioria das mulheres com diabetes desenvolve perturbações sexuais e, normalmente, não gosta de sexo;

✓ Normalmente, as mulheres e raparigas diabéticas são susceptíveis de sofrer da síndrome dos ovários poliquísticos. Estas pessoas são também mais propensas à obesidade.

Sintomas de diabetes na urina (a infeção provoca um nível elevado de açúcar no sangue?)

Normalmente, as pessoas a quem é diagnosticada a diabetes apresentam alguns sintomas de diabetes relacionados com a urina:

✓ Muitas pessoas com diabetes costumam urinar em excesso;

✓ A excreção de glucose é observada na urina da maioria dos diabéticos. Normalmente, quem tem um nível elevado de açúcar, os rins não conseguem reabsorver todo o açúcar e parte dele é excretado;

✓ A maioria das pessoas com diabetes correm o risco de desenvolver uma infeção do trato urinário;

✓ Por vezes, é possível que também se observe proteinúria ou excreção de proteínas na urina.

Quantas vezes por dia urinar é um sinal de diabetes?

Para diagnosticar a diabetes a partir da urina, urinar mais de 7 a 10 vezes por dia pode ser um sinal de diabetes tipo 1 ou tipo 2.

O açúcar elevado no sangue provoca dores de cabeça (tonturas e açúcar elevado no sangue)

Quais são os sintomas de um aumento súbito de açúcar no sangue? Um dos sintomas da diabetes é a dor de cabeça. Nalgumas pessoas, também podem ocorrer níveis elevados de açúcar no sangue e tonturas. Quando os níveis de açúcar no sangue são consistentemente elevados, afectam os vasos sanguíneos e os nervos, provocando inflamação e constrição. Isto pode causar dores de cabeça ou enxaquecas em algumas pessoas com diabetes não controlada ou hiperglicemia.

Sintomas de açúcar elevado no sangue no rosto (diagnóstico de diabetes sem testes)

Os rostos dos diabéticos são diferentes e os sintomas de açúcar elevado no sangue podem aparecer no rosto de diferentes formas:

- ✓ **Pele seca, sinais de níveis elevados de açúcar no sangue na pele:** Níveis elevados de açúcar no sangue causam desidratação e descamação;
- ✓ **Infecções cutâneas:** O aumento dos níveis de glicose enfraquece o sistema imunitário do corpo e torna a pele suscetível a infecções;
- ✓ **Manchas escuras:** Algumas pessoas podem notar manchas escuras no rosto, conhecidas como acantose nigricans.

Estes sintomas não são específicos do açúcar elevado no sangue e podem ter outras causas. O aumento dos níveis de glicose enfraquece o sistema imunitário do organismo e torna a pele suscetível a infecções.

O desejo de comer doces é um sinal de diabetes?

Sim, a diabetes pode causar desejos de comida por muitas razões. Por exemplo, a depressão e as alterações de humor causadas por desequilíbrios hormonais podem fazer com que se anseie por alimentos doces.

Qual é a causa da diabetes e porque é que o açúcar no sangue aumenta?

Examinámos os tipos de diabetes e apresentámos-lhe as suas causas. De seguida, apresentamos alguns medicamentos que podem aumentar o açúcar no sangue. Alguns medicamentos, como antidepressivos (Zyprexa, Risperdal, Clozaril, Seroquel, Abilify, Geodon, Lithium), estimulantes beta-2 (Proventil, Alupent, Serevent, Foradil, Brethine, Theo-Dur), cafeína e corticosteróides (Prednisone, Decadron, Depomedrol) podem causar sintomas de açúcar elevado no sangue, especialmente em doentes diabéticos. Antes de tomar o medicamento, é preferível recorrer ao aconselhamento medicamentoso, que está disponível no sítio Web do seu médico.

Como é que a diabetes é diagnosticada?

Como é que sabemos que o açúcar no sangue está elevado? Os sintomas da diabetes tipo 1 aparecem frequentemente de repente e são muitas vezes detectados através da verificação dos níveis de açúcar no sangue. Mas como os sintomas de outros tipos e da pré-diabetes aparecem mais gradualmente. É preferível que as pessoas façam um rastreio do açúcar no sangue (o que é possível através do diagnóstico domiciliário da diabetes ou do diagnóstico da diabetes sem testes laboratoriais e utilizando um dispositivo de teste de açúcar no sangue em casa).

As seguintes pessoas estão em risco de contrair esta doença

- ✓ O índice de massa corporal é superior a 25 anos (IMC>25);
- ✓ Pessoas com mais de 45 anos de idade.

Dois pontos importantes

- ✓ Recomenda-se que qualquer mulher que tenha tido diabetes gestacional faça um rastreio desta doença de 3 em 3 anos;
- ✓ Recomenda-se a todas as pessoas que se encontram na fase pré-diabética que verifiquem o seu nível de açúcar no sangue todos os anos.

Testes de diabetes e testes de diagnóstico (como é que sabemos se o nosso nível de açúcar no sangue está elevado?)

Existem diferentes testes para verificar o nível de açúcar no sangue. As pessoas com diabetes devem fazer exames regulares ou testes de diabetes.

O especialista pode prescrever qualquer um dos testes de acordo com o estado do doente:

- ✓ **Teste de hemoglobina A1C:** Esta análise ao sangue, que não requer jejum, mostra a média de açúcar no sangue nos últimos 2-3 meses. Um nível de hemoglobina A1C superior a 6,5 (em 2 testes separados) indica que tem hipoglicemia. Além disso, se o nível de hemoglobina A1C estiver entre 5,7 e 6,4, significa que está na fase pré-diabética, e se o nível de hemoglobina A1C for inferior a 5,7, é normal;

- ✓ **Teste aleatório de glicemia:** Numa análise ao açúcar no sangue, é colhida uma amostra de sangue aleatoriamente, sem ter em conta a hora da última refeição. Se o seu nível de açúcar no sangue for igual ou superior a 200 mg/dL, tem diabetes;

- ✓ **Teste de glicemia em jejum:** Neste teste, é colhida uma amostra de sangue de manhã e em jejum. Um nível de açúcar no sangue em jejum inferior a 100 mg/dL é normal. O nível de açúcar no sangue em jejum de 100 a 125 mg/dL indica o estado pré-diabético ou distúrbio da glucose em jejum. Além disso, se o seu nível de açúcar no sangue for igual ou superior a 126 mg/dL (durante 2 testes separados), significa que tem diabetes;

- ✓ **Teste oral de tolerância à glucose:** Para efetuar este teste, primeiro mede-se o nível de açúcar no sangue em jejum. De seguida, bebe-se um líquido doce e o nível de açúcar no sangue é medido 2 horas depois. Um nível de açúcar no sangue inferior a 140 mg/dL normal e superior a 200 mg/dL após 2 horas indica diabetes e um nível de açúcar no sangue entre 140 e 199 mg/dL indica o estado pré-diabético;

✓ **Exame de urina:** Se o seu médico suspeitar de diabetes tipo 1, recomendará um exame de urina para verificar a presença de cetonas na urina.

Qual é o tratamento da diabetes? (A forma mais rápida de tratar todos os tipos de diabetes)

O que fazer quando o açúcar no sangue aumenta? Dependendo do seu tipo de diabetes, a monitorização do açúcar no sangue, a insulina e os medicamentos orais podem desempenhar um papel no seu tratamento. Seguir uma dieta saudável, manter um peso saudável e participar em actividades regulares são também factores importantes na gestão do açúcar no sangue. Uma parte importante do controlo da diabetes (bem como da sua saúde em geral) é manter um peso ideal através de uma dieta saudável e de um programa de exercício físico. Em geral, os tratamentos considerados para a diabetes incluem, por ordem, os seguintes

✓ Alimentação saudável e alimentos úteis para o açúcar elevado no sangue;

✓ Atividade física para tratar o açúcar elevado no sangue em jejum;

✓ Verificar o nível de açúcar no sangue;

✓ Insulina;

✓ Medicamentos orais ou comprimidos para o açúcar elevado no sangue;

✓ Glimprey comprimidos;

✓ Glucophage comprimidos;

✓ Gliclazida em comprimidos;

✓ Transplante de pâncreas;

✓ Cirurgia bariátrica.

Além disso, os métodos de tratamento em casa são uma das coisas mais importantes para controlar os sintomas e o agravamento da diabetes. De facto, a forma mais rápida de tratar a diabetes e controlar os sintomas é seguir uma dieta e fazer exercício nas fases iniciais da doença (especialmente se a doença não for autoimune). As pessoas que fazem a cirurgia de bypass gástrico, os seus níveis de açúcar no sangue melhoram significativamente.

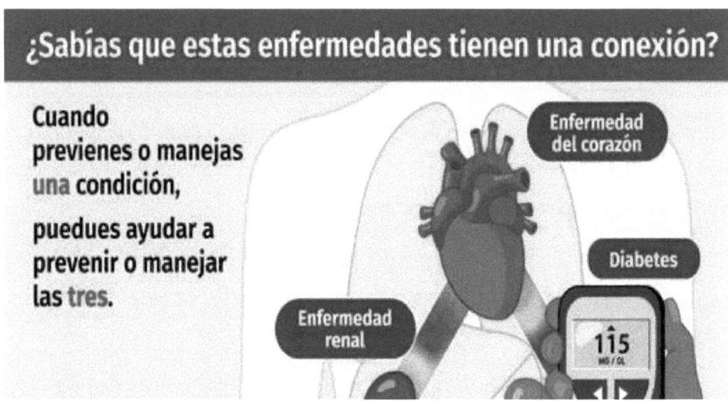

Figura 7. O Triângulo da Diabetes, Doença Cardíaca e DRC

Qual é a melhor dieta para a diabetes (um milagre para reduzir o açúcar no sangue)

Que alimentos devem comer as pessoas com níveis elevados de açúcar no sangue? A ação mais importante numa dieta saudável e no tratamento caseiro do açúcar elevado no sangue é comer 3 refeições por dia e regularmente. Neste caso, o corpo utiliza melhor a insulina produzida ou injetada. Tente usar a melhor dieta para o açúcar elevado no sangue e bons alimentos para o açúcar elevado no sangue no seu plano de refeições, ou seja, hidratos de carbono saudáveis, como frutas, legumes e cereais integrais. Os produtos lácteos com baixo teor de gordura, como o leite e o queijo, também são bons para si. Coma peixe, especialmente salmão, pelo menos duas vezes por semana. Consuma gorduras boas como os frutos secos e o azeite. Reduza ao máximo a ingestão de gorduras saturadas, gorduras trans, colesterol e sal.

O caldo é prejudicial para a diabetes?

O caldo de ossos, com o seu conteúdo de colagénio e aminoácidos, incluindo a glicina, pode ser benéfico para pessoas com diabetes resistente à insulina e é considerado um assassino do açúcar elevado no sangue. As maçãs e as tâmaras para o açúcar elevado no sangue também devem ser consumidas com a recomendação do médico.

Os alperces são prejudiciais para a diabetes?

O alperce é um fruto com baixo teor de hidratos de carbono e baixo teor de calorias. Este fruto pode ser adicionado à dieta de doentes diabéticos.

O mel aumenta o açúcar no sangue?

O mel é um adoçante natural e, devido ao seu elevado teor de glucose e frutose, pode aumentar os níveis de açúcar no sangue. As pessoas com diabetes devem ter cuidado ao consumir mel.

Quais são os efeitos nocivos da urtiga para a diabetes?

- ✓ **Urtiga e malefícios para a diabetes:** A urtiga é uma planta que é normalmente utilizada para vários fins alimentares. Embora algumas fontes tradicionais afirmem que a urtiga pode baixar os níveis de açúcar no sangue, é necessária mais investigação para garantir a sua eficácia e segurança no controlo da diabetes.

Fitoterapia e chá para a hiperglicemia (tratamento da hiperglicemia na medicina tradicional)

O que comer para um nível elevado de açúcar no sangue? Que medicamentos à base de plantas são bons para o açúcar elevado no sangue? Embora existam alguns remédios à base de plantas e chás tradicionais que ajudam a gerir os níveis elevados de açúcar no sangue, estes métodos não devem substituir o aconselhamento médico ou os medicamentos prescritos. Os medicamentos à base de plantas mais importantes são:

- ✓ A canela, o melão amargo, o feno-grego e o chá verde são os melhores remédios caseiros para o açúcar elevado no sangue;
- ✓ Tratamento do açúcar elevado no sangue em casa: Juntamente com a medicação, a modificação do estilo de vida desempenha um papel vital na gestão dos níveis elevados de açúcar no sangue.

A ação mais importante numa dieta saudável e no tratamento caseiro do açúcar elevado no sangue é comer 3 refeições por dia e regularmente.

Capítulo II

Quais são as complicações da diabetes nos homens e nas mulheres?

Quais são as complicações de um nível elevado de açúcar no sangue? As complicações a longo prazo aumentam gradualmente. Quanto mais tempo a diabetes durar e quanto menos estiver sob controlo, o risco de desenvolver complicações de açúcar no sangue acima de 200 aumenta. Em última análise, as complicações da diabetes podem ser debilitantes ou mesmo fatais. O que acontece se o nível de açúcar no sangue for elevado? As complicações do nível elevado de açúcar no sangue incluem:

Qual é a origem da dor nos doentes diabéticos? (Neuropatia diabética e sintomas de diabetes no pé)

O excesso de açúcar no sangue pode danificar as paredes dos pequenos vasos sanguíneos (capilares) que alimentam os nervos, especialmente nas pernas. Seguem-se formigueiros, dormência, ardor ou dor que, normalmente, começam nos dedos das mãos e dos pés e se propagam gradualmente. Mas o que é a neuropatia diabética? Quase 1 em cada 4 pessoas com diabetes sofre de dor crónica nos nervos.

A causa destas dores é o nível elevado de açúcar no sangue e são designadas por neuropatia diabética ou PDN. Ardor, pontadas e sopro são sintomas destas dores. Além disso, as dores agudas e progressivas com sensibilidade severa nas pernas e nas mãos podem alastrar-se às mãos e aos pés. Estas dores podem afetar significativamente a mobilidade, o que, por sua vez, aumenta a obesidade e o estado de diabetes de tipo 2 num ciclo. Nesta situação, se o doente não for tratado para a neuropatia diabética, esta irá afetar todos os sentidos dos órgãos e irá perdê-los.

Além disso, os danos nos nervos relacionados com a digestão podem causar náuseas, vómitos, diarreia ou obstipação. Nos homens, pode provocar disfunção erétil.

Hiperglicémico Hiperosmolar

Os sinais e sintomas desta doença potencialmente fatal incluem açúcar no sangue superior a 600 mg/dL, boca seca, sede extrema, febre, sonolência, confusão, perda de visão e alucinações. Esta doença é observada em pessoas com diabetes tipo 2. Se tiver sinais ou sintomas desta doença, contacte o seu médico ou dirija-se às urgências.

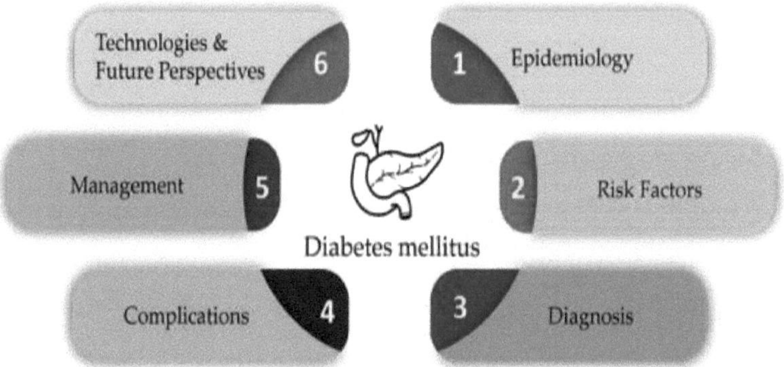

Figura 8. Diabetologia

Aumento de cetonas na urina (cetoacidose diabética)

Se as suas células estiverem a morrer de fome, o seu corpo pode começar a decompor e a decompor as gorduras. Isto provoca a produção de ácidos tóxicos chamados cetonas. Neste caso, a pessoa pode apresentar sintomas como perda de apetite, fraqueza, vómitos, febre e dores de estômago. Nestes casos, é necessário verificar a presença de cetonas na urina. Se tiver demasiadas cetonas na urina, fale com o seu médico ou dirija-se de imediato às urgências. A cetoacidose diabética, ou acidificação do sangue na diabetes, é mais comum em pessoas com diabetes tipo 1.

Problemas de pele e deficiência auditiva

O açúcar elevado no sangue pode torná-lo mais propenso a problemas de pele, incluindo infecções bacterianas e fúngicas. Além disso, os problemas de audição são mais comuns em pessoas com esta doença.

Doença de Alzheimer e depressão, quais são os riscos de um elevado teor de açúcar?

A diabetes tipo 2 pode aumentar o risco de desenvolver demência, como a doença de Alzheimer. Quanto pior for o controlo do açúcar no sangue, maior é o risco de desenvolver Alzheimer. Por outro lado, os sintomas depressivos são comuns em pessoas com diabetes tipo 1 e tipo 2. A depressão pode afetar o controlo da diabetes. A depressão pode afetar o controlo da diabetes.

Doenças cardiovasculares, açúcar elevado no sangue e palpitações cardíacas

Aumenta drasticamente o risco de uma variedade de problemas cardiovasculares, incluindo doença arterial coronária com dor no peito (angina), ataque cardíaco, acidente vascular cerebral e estreitamento das artérias (aterosclerose). Se tem diabetes, é mais provável que desenvolva uma doença cardíaca ou um acidente vascular cerebral.

Lesões renais (nefropatia)

Os rins contêm milhões de pequenos vasos sanguíneos (glomérulos) que filtram o sangue dos produtos residuais. A diabetes pode danificar este delicado sistema de purificação do sangue. Danos graves podem levar a insuficiência renal ou doença renal irreversível que pode exigir diálise ou um transplante de rim.

Lesões oculares (retinopatia)

A doença pode danificar os vasos sanguíneos da retina (retinopatia diabética), podendo levar à cegueira. O açúcar elevado no sangue também aumenta o risco de doenças oculares graves, como as cataratas e o glaucoma.

Lesões nos pés (úlcera do pé diabético)

As lesões nervosas na perna ou o baixo fluxo sanguíneo nas pernas aumentam o risco de várias complicações nas pernas. A úlcera do pé diabético é uma das complicações mais comuns da diabetes. As feridas e bolhas não tratadas podem levar a infecções graves que, muitas vezes, raramente se curam. Por fim, estas infecções conduzem à amputação de dedos, pernas ou membros. Os doentes devem usar sapatos confortáveis para evitar danos nas solas e nos dedos e sintomas de úlceras diabéticas. Estes doentes têm menos probabilidades de sentir a bolha ou a úlcera devido a danos nos nervos. Nos doentes diabéticos, a circulação sanguínea nas pernas é fraca e qualquer tipo de ferida cicatriza lentamente. Estas pessoas são facilmente infectadas devido ao defeito do sistema de defesa. Não precisa de gastar dinheiro na compra de sapatos para diabéticos. Tente apenas escolher sapatos confortáveis para não exercer pressão sobre os dedos dos pés. Verifique os seus pés todas as noites para se certificar de que não existem feridas ou bolhas.

Doenças da boca e das gengivas

Um dos problemas mais comuns que uma pessoa com diabetes pode enfrentar são as doenças periodontais. Todas as pessoas que não seguem a sua higiene oral correm o risco de desenvolver doenças periodontais, mas as pessoas que têm diabetes têm maior probabilidade de desenvolver esta doença. As pessoas com diabetes têm um sistema imunitário mais fraco e têm menos probabilidades de recuperar de infecções e doenças semelhantes.

Por conseguinte, se uma pessoa não cuidar da sua higiene oral, pode formar-se placa bacteriana nos dentes e estas placas podem causar inflamação e infeção das gengivas. Quando as gengivas são danificadas, os dentes e os ossos maxilares também podem ser afectados.

Coma diabético, o açúcar elevado no sangue causa morte e AVC?

Uma das piores complicações que a diabetes pode ter para uma pessoa é o coma diabético ou hipoglicemia e coma. O que é o coma diabético? É o estado de coma em que uma pessoa perde a consciência.

Se tiver diabetes e o seu nível de açúcar no sangue subir ou descer significativamente, entrará em coma diabético e perderá a consciência. Esta situação é muito perigosa e pode causar a morte. Se uma pessoa receber rapidamente tratamento de emergência para o açúcar elevado no sangue, pode ser salva deste incidente. Mas se esta condição não for tratada, o coma diabético pode ser fatal.

Porque é que o açúcar no sangue aumenta após o exercício?

Alguns exercícios, como o levantamento de pesos pesados, o sprint e os desportos de competição, produzem hormonas do stress (como a adrenalina). A adrenalina aumenta os níveis de glucose no sangue ao estimular o fígado a segregar glucose. A adrenalina aumenta os níveis de glucose no sangue ao estimular o fígado a segregar glucose.

O açúcar elevado no sangue provoca perda de peso, sonolência e letargia?

O nível elevado de açúcar no sangue, quando persistentemente elevado ao longo do tempo, pode levar à perda de peso porque o corpo decompõe os músculos e a gordura para obter energia. Além disso, o aumento do nível de glucose perturba o funcionamento normal das células e dos tecidos e provoca sonolência e letargia. Para baixar o açúcar elevado no sangue, pode seguir o tratamento tradicional do açúcar elevado no sangue.

O açúcar elevado no sangue causa náuseas e comichão no corpo?

O açúcar elevado no sangue pode danificar as fibras nervosas em todo o corpo, mas afecta mais frequentemente os nervos das mãos e dos pés, causando, em última análise, comichão. Em relação ao melhor medicamento para o açúcar elevado no sangue e para o açúcar elevado no sangue e o jejum, é melhor entrar em contacto com um endocrinologista e especialista em metabolismo ou com um nutricionista.

É possível prevenir a diabetes?

A diabetes tipo 1 não pode ser evitada. No entanto, a adoção de um estilo de vida saudável pode prevenir a diabetes gestacional e a diabetes de tipo 2, bem como as que se encontram na fase de pré-diabetes:

- ✓ Escolha alimentos com baixo teor de gordura e calorias e ricos em fibras. Tente comer mais frutas, legumes e cereais integrais;
- ✓ Tente fazer 30 minutos de atividade física moderada por dia. Faça uma caminhada rápida ou ande de bicicleta todos os dias. Além disso, se não conseguir concentrar-se num treino longo, divida-o em sessões mais pequenas ao longo do dia;
- ✓ Concentre-se em fazer mudanças permanentes nos seus hábitos alimentares e de exercício físico para manter o seu peso num intervalo saudável;
- ✓ As pessoas com diabetes também não precisam de se preocupar. Se tomarem insulina Lantus em caneta, que é um tipo de insulina de ação prolongada, ou medicamentos como os comprimidos de

acarbose, os sintomas de níveis elevados de açúcar no sangue podem ser combatidos em grande medida.

Prevenção da diabetes com chocolate

Os investigadores recomendam que comer uma pequena quantidade de chocolate todos os dias pode ajudar a reduzir o risco de diabetes e de ataques cardíacos. Naturalmente, não é surpreendente que, devido ao elevado teor de gordura e açúcar do chocolate, o seu consumo elevado possa conduzir a problemas de saúde como cáries dentárias e obesidade. Mas os estudos recomendam cada vez mais o consumo equilibrado e regular de chocolate, especialmente o chocolate preto, devido aos seus benefícios significativos para o organismo. O chocolate preto tem a maior quantidade de cacau, o que significa que tem o maior nível de antioxidantes que podem ajudar a prevenir alguns danos moleculares.

Quais são os riscos da diabetes?

Se não conseguir controlar a sua diabetes, os seus efeitos secundários aparecerão um a um. Os olhos, o coração, os rins e os dedos dos pés são as partes mais sensíveis e importantes do corpo que são afectadas pelas complicações da diabetes. A retina do olho está cheia de capilares sanguíneos estreitos que ficam bloqueados com o desenvolvimento da diabetes e novos capilares tomam o seu lugar, e isto acontece com tanta frequência que não há espaço para as células da visão na retina, e a visão fica reduzida. A visão torna-se turva e desvanecida e, finalmente, o doente fica cego.

Tal como os olhos, o rim perde lentamente os seus capilares e a sua função é gradualmente afetada. Os danos nos capilares do coração também estão na base do ataque cardíaco do doente. Os nervos sensíveis nas extremidades dos membros também são danificados da mesma forma, e as pontas dos dedos dos pés perdem a sensibilidade e são facilmente feridas e infectadas. A diabetes pode também provocar disfunção esofágica, preguiça gástrica, disfunção do fígado e da vesícula biliar e defeitos no funcionamento do intestino grosso e do intestino delgado, mas as complicações e os problemas da diabetes não são apenas estes.

A hipoglicemia e a cetoacidose diabética são duas condições em que, na primeira, uma descida brusca e repentina do açúcar no sangue e, na segunda, uma subida brusca e repentina do açúcar no sangue levam o doente a entrar em coma e a morrer se não receber tratamento adequado.

Formas de prevenir a diabetes

A diabetes tipo 2 é a doença com maior taxa de conflito entre as pessoas. Esta doença ocorre na velhice e pode ser prevenida observando determinadas condições.

- ✓ **Reduzir as substâncias açucaradas:** As pessoas com tendência para a diabetes tipo 2 devem ter muito cuidado ao comer doces, chocolate e hidratos de carbono. Todos estes alimentos são convertidos em pequenas partículas de açúcar e entram na corrente sanguínea. Este aumento do açúcar no sangue provoca um aumento da secreção de insulina. A insulina que o corpo não consegue utilizar e todos estes factores conduzem à diabetes tipo 2;

- ✓ **Aumento da mobilidade:** A falta de mobilidade é outro ponto a que os doentes com tendência para a diabetes devem prestar atenção. A atividade física regular e o exercício aumentam o metabolismo do corpo e este necessita de menos insulina para controlar o açúcar no sangue. Para além de reduzir o açúcar no sangue, o exercício também tem um efeito na redução da gordura no sangue. Além disso, o exercício reduz os níveis de stress das pessoas;

✓ **Evitar o stress:** Reduzir o stress é uma das coisas que irá indiretamente reduzir o açúcar no sangue. Muitas pessoas têm tendência para comer doces e alimentos quando estão ansiosas e stressadas. Isto é um alarme para os doentes com diabetes ou para os doentes com tendência para esta doença;

✓ **Consumo de água:** Beber água é outra coisa que tem um efeito positivo no controlo dos níveis de açúcar no sangue e de insulina;

✓ **Perder peso:** A perda de peso é um dos factores importantes que reduzem os níveis de açúcar no sangue. Por esta razão, os médicos alertam para os perigos da obesidade e do excesso de peso. Especialmente a gordura abdominal em pessoas com tendência para a diabetes aumenta o risco de desenvolvimento desta doença nestas pessoas. Para além de observar estes aspectos, as pessoas com ou propensas a ter diabetes devem ter sempre disponível um aparelho doméstico de medição do açúcar no sangue para medir continuamente o açúcar no sangue e tomar medidas para o controlar se o açúcar no sangue subir.

Quando é que devemos consultar um médico?

Os sintomas da diabetes, tanto de tipo 1 como de tipo 2, aparecem por vezes muito tarde. Se tiver uma predisposição genética para a diabetes, ou se estiver exposto a esta doença por várias razões, como o estilo de vida, é melhor ser examinado regularmente por um médico. Mas, em geral, sintomas como beber muita água ou urinar frequentemente sem qualquer outra razão são os primeiros sinais a ter em conta.

Para além destes casos, a não cicatrização de feridas, especialmente nos dedos das mãos e dos pés, é uma das complicações da diabetes, que pode ser considerada como um sinal de alerta e um limite perigoso de açúcar no sangue. Se tiver um estilo de vida saudável, não há muito com que se preocupar, mas se consumir muito açúcar e hidratos de carbono na sua dieta e fizer pouco exercício, deve prestar mais atenção aos sintomas desta doença. O tratamento da diabetes depende de vários factores, incluindo o seu tipo e gravidade. Algumas pessoas podem ser capazes de tratar alguns tipos de diabetes, especialmente a diabetes de tipo 2, com remédios caseiros e tratamentos com medicamentos alternativos.

Test For Blood Glucose Levels

Test	Normal	Prediabetes	Diabetes
A1c	Less than 5.7%	5.7% to 6.4%	6.5% or higher
FPG	Less than 100 mg/dl	100 mg/dl to 125 mg/dl	126 mg/dl or higher
Overall Glucose Tolerance Test	Less than 140 mg/dl	140 mg/dl to 199 mg/dl	200 mg/dl or higher

Figura 9. Os 10 principais sinais e sintomas precoces de diabetes em homens e mulheres

A diabetes pode ser tratada sem medicação?

O facto de a diabetes poder ou não ser tratada sem medicação depende do tipo de diabetes. Na diabetes tipo 1, o organismo produz demasiada ou pouca insulina, o que, em última análise, faz com que o açúcar no sangue aumente ou diminua. As pessoas com diabetes tipo 1 precisam de medicamentos com insulina para ajudar a regular os seus níveis de açúcar no sangue.

Nesta situação, não é possível utilizar métodos de tratamento alternativos em vez da injeção de insulina. Em vez disso, a diabetes tipo 2 pode ser tratada sem medicação. Os métodos alternativos para o tratamento da diabetes tipo 2 dependem da gravidade da doença e da presença ou ausência de outras complicações. Algumas pessoas podem conseguir controlar a diabetes tipo 2 com alterações do estilo de vida, como o aumento da atividade física e a escolha de alimentos e bebidas não prejudiciais à diabetes. A diabetes gestacional também pode ser tratada sem medicamentos e utilizando métodos alternativos.

Como eliminar a resistência à insulina?

Quais são os métodos alternativos para tratar a diabetes?

A manutenção dos níveis de açúcar no sangue faz parte da gestão e controlo da diabetes. Os médicos prescrevem frequentemente tratamentos tradicionais, como injecções de insulina, para manter os níveis de açúcar no sangue normais. Algumas pessoas com diabetes também recorrem a terapias complementares e alternativas (CAM). O objetivo destes métodos é tratar o corpo e a mente.

Os tratamentos alternativos para a diabetes incluem:
- ✓ Consumo de plantas medicinais;
- ✓ Utilização de suplementos;
- ✓ Dieta correta;
- ✓ Exercícios desportivos;
- ✓ Técnicas de relaxamento.

Relativamente à utilização de suplementos medicinais, deve ter em atenção que estes suplementos são feitos a partir de ingredientes naturais. Naturalmente, isto não significa que a toma destes suplementos naturais não interfira com as ervas medicinais.

Que alimentos inclui a dieta dos diabéticos?

Uma dieta para diabéticos baseia-se na ingestão de refeições saudáveis em intervalos regulares. A ingestão regular de refeições ajuda a utilizar melhor a insulina que o seu corpo produz ou recebe através da medicação. Um nutricionista pode ajudá-lo a elaborar uma dieta saudável com base nos seus objectivos de saúde, gostos e estilo de vida. Ele ajudá-lo-á a melhorar os seus hábitos alimentares. O plano de dieta para diabéticos é ajustado de acordo com as necessidades do corpo destas pessoas e o seu nível de atividade.

Estes alimentos são normalmente incluídos na dieta dos diabéticos

✓ **Hidratos de carbono saudáveis:** Durante o processo de digestão, o açúcar e o amido são convertidos em glucose no sangue. Os açúcares são hidratos de carbono simples e os alimentos ricos em amido são conhecidos como hidratos de carbono complexos. Os hidratos de carbono saudáveis que devem ser incluídos na dieta dos diabéticos são os frutos, os legumes, os cereais integrais, as leguminosas, como o feijão e as ervilhas, e os produtos lácteos com baixo teor de gordura, como o leite e o queijo. Evite os hidratos de carbono menos saudáveis, como os alimentos ou bebidas com gordura, açúcar e sódio adicionados;

✓ **Alimentos ricos em fibras:** A fibra modula a forma como os alimentos são digeridos no organismo e ajuda a controlar os níveis de açúcar no sangue. Alimentos como frutas e legumes frescos, frutos secos, leguminosas e cereais integrais são ricos em fibras;

✓ **Peixe:** Os diabéticos devem comer peixe saudável pelo menos duas vezes por semana. Peixes como o salmão, o atum e as sardinhas são ricos em ácidos gordos Omega-3. O consumo destes ácidos gordos saudáveis e essenciais para o organismo previne doenças cardíacas;

✓ **Gorduras saudáveis:** Os alimentos que contêm gorduras insaturadas podem ajudar a reduzir o colesterol corporal. Abacates, nozes e sementes, e óleos de canola, azeite e amendoim são algumas das gorduras saudáveis. É claro que não se deve exagerar, porque todas as gorduras são ricas em calorias.

Os doentes diabéticos devem evitar certos alimentos. Estes alimentos incluem

✓ Gorduras saturadas, incluindo produtos lácteos gordos e proteínas animais, como manteiga, carne de vaca, cachorros-quentes e salsichas. Deve também limitar o consumo de óleo de coco e de tâmaras;

✓ Gorduras trans encontradas em alimentos processados e alimentos de conveniência;

✓ As fontes ricas em colesterol incluem produtos lácteos com elevado teor de gordura e proteínas animais com elevado teor de gordura, gemas de ovos, fígado e outros órgãos animais;

✓ Consumo diário de mais de 2300 mg de sódio por dia.

Exercício regular

A investigação mostra que apenas cerca de 40% das pessoas com diabetes tipo 2 fazem exercício físico regular. Entretanto, o exercício pode ajudar a aumentar a ação da insulina e a controlar os níveis de açúcar no sangue. O exercício previne doenças ao aumentar a atividade do sistema imunitário do corpo. Reforçar o seu sistema imunitário com exercício e controlar o açúcar no sangue ajudá-lo-á a manter-se saudável. Algumas actividades desportivas que ajudam a tratar a diabetes incluem:

✓ **Andar a pé:** Se lhe foi diagnosticada diabetes mas não tem um programa de exercício regular, pode começar a exercitar-se caminhando. Caminhar é fácil para toda a gente e tudo o que precisa é de um bom par de sapatos e um local para caminhar. Uma caminhada rápida a um ritmo que aumente o seu ritmo cardíaco durante 30 minutos por dia, cinco dias por semana, ajudá-lo-á a atingir a quantidade recomendada de caminhadas para pessoas com diabetes, que é de 150 minutos de exercício de intensidade moderada;

✓ **Tai Chi:** O Tai Chi é um dos desportos chineses mais antigos. Este exercício inclui uma série de movimentos que são executados lenta e calmamente com uma respiração profunda. Este exercício ancestral ajuda as pessoas com diabetes tipo 2 a controlar e a gerir os níveis de glicose no sangue e de A1C. O Tai Chi melhora o equilíbrio da pessoa e pode reduzir os danos nos nervos ou a neuropatia que ocorre nos diabéticos;

✓ **Exercícios ligeiros com pesos:** Os exercícios com pesos provocam a construção muscular, o que é muito importante para os diabéticos. Se perder massa muscular, será muito mais difícil manter o equilíbrio do açúcar no sangue. Os especialistas recomendam que inclua desportos de resistência ou treino com pesos, pelo menos duas vezes por semana, como parte do seu programa de controlo da diabetes;

✓ **Ioga:** Tal como o Tai Chi, o ioga pode ajudar a reduzir o stress e a controlar o açúcar no sangue. Quando o nível de stress de uma pessoa aumenta, o açúcar no sangue também aumenta. Pode fazer ioga sempre que quiser;

✓ **Natação:** Outro exercício aeróbico que ajuda a controlar e a tratar a diabetes é a natação. Este exercício exerce menos pressão sobre as articulações. A natação exerce menos pressão sobre o corpo do que a caminhada ou o jogging. A diabetes tipo 2 pode levar a complicações e danos nas úlceras do pé diabético, como a neuropatia. Uma vez que a neuropatia pode levar à perda de sensibilidade nos pés, pode utilizar calçado para desportos aquáticos para proteger os seus pés na piscina;

✓ **Andar de bicicleta:** O ciclismo é um exercício aeróbico que fortalece o coração e melhora a função pulmonar. Este exercício também é útil para queimar calorias. A investigação mostra que andar de bicicleta apenas algumas vezes por semana pode ajudar a reduzir o risco de excesso de peso, tensão arterial elevada e níveis elevados de triglicéridos. Nem sequer precisa de sair de casa para andar de bicicleta. Uma bicicleta estacionária é, por vezes, ainda melhor do que uma bicicleta normal, porque pode andar dentro de casa, independentemente do tempo no exterior.

4 formas de prevenir ou retardar as complicações da diabetes

✓ Controlo da percentagem de hemoglobina A1C inferior a 6,5%;

✓ Controlo da pressão arterial para menos de 140/90 mm/Hg;

✓ Controlo do colesterol no sangue;

✓ Deixar de fumar.

Diabetes tipo 2 com complicações vasculares

A fase final da diabetes inclui lesões vasculares (dos vasos sanguíneos). Isto inclui a retinopatia diabética, a aterosclerose e a nefropatia diabética. Esta doença é causada por níveis elevados de açúcar no sangue ao longo dos anos e é responsável pela redução da esperança de vida, cegueira e doença renal terminal em pessoas com diabetes tipo 2.

✓ **Retinopatia diabética:** Os vasos sanguíneos na parte de trás do olho ficam inchados e há fuga de líquido para o olho. Isto pode causar perda de visão, descolamento da retina, glaucoma (danos no nervo ótico) e cataratas (turvação do cristalino do olho);

✓ **Aterosclerose:** A gordura e o colesterol, denominados placas, acumulam-se nas artérias e acabam por endurecer. Neste caso, o sangue não é capaz de se mover livremente. A placa pode tornar-se tão espessa que bloqueia completamente a passagem através das artérias, provocando um ataque cardíaco ou um acidente vascular cerebral;

✓ **Nefropatia diabética:** O açúcar elevado no sangue pode danificar os rins. Quando isto acontece, os rins não conseguem eliminar eficazmente os resíduos e os fluidos do corpo, acabando por conduzir à insuficiência renal. O tratamento requer diálise regular, um procedimento que remove manualmente os produtos residuais do sangue até ser possível receber um transplante de rim.

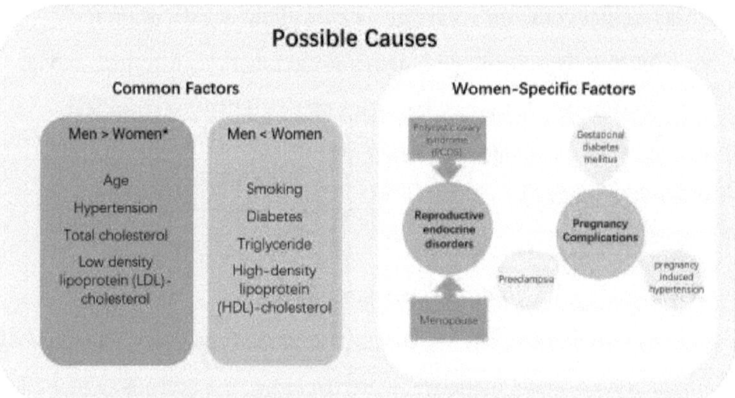

Figura 10. Diferenças de género nas doenças cardiovasculares

Capítulo III

Diabetes e doenças cardiovasculares

A causa mais importante das doenças cardiovasculares é a arteriosclerose. A arteriosclerose faz com que as várias artérias que fornecem sangue a diferentes partes do corpo se tornem gradualmente duras e estreitas, diminuindo a sua capacidade de transportar oxigénio e nutrientes para as células do corpo.

Há factores que provocam a aceleração da arteriosclerose e, se existirem, a probabilidade de doenças cardiovasculares aumenta. Para evitar a ocorrência de doenças cardiovasculares e a morte e incapacidade por elas causadas, deve conhecer estes factores de risco e prestar atenção às recomendações médicas. Os factores de risco para as doenças cardiovasculares incluem: idade avançada, sexo masculino, antecedentes familiares de doença cardíaca prematura, hipertensão arterial, aumento dos lípidos no sangue (especialmente do colesterol), diabetes, tabagismo, obesidade, inatividade (não praticar actividades físicas) e perturbações da coagulação sanguínea.

Tendo em conta que a diabetes é um dos factores de risco das doenças cardiovasculares e está normalmente associada a outros factores de risco (e, por vezes, pode ser a causa dos mesmos), as pessoas com diabetes devem cuidar da sua saúde cardiovascular mais do que as outras. Muitos investigadores médicos demonstraram também que os factores de risco cardiovascular são mais comuns nos doentes com diabetes tipo 2.

As doenças cardiovasculares podem ser divididas em três grupos principais

- ✓ Doenças coronárias;
- ✓ Eventos vasculares cerebrais;
- ✓ Doença vascular periférica;
- ✓ Doenças coronárias.

O coração é uma bomba muscular do tamanho de um punho humano cerrado que bate em média 60 a 100 vezes por minuto e faz circular o sangue por todo o corpo. A circulação sanguínea faz com que o oxigénio e os nutrientes cheguem aos órgãos do corpo e os resíduos causados pela atividade das células sejam também removidos. O músculo cardíaco não é exceção a esta regra e tem de ter um fornecimento de sangue adequado para realizar corretamente o seu trabalho vital. O fornecimento de sangue ao músculo cardíaco é efectuado por vasos denominados "artérias coronárias".

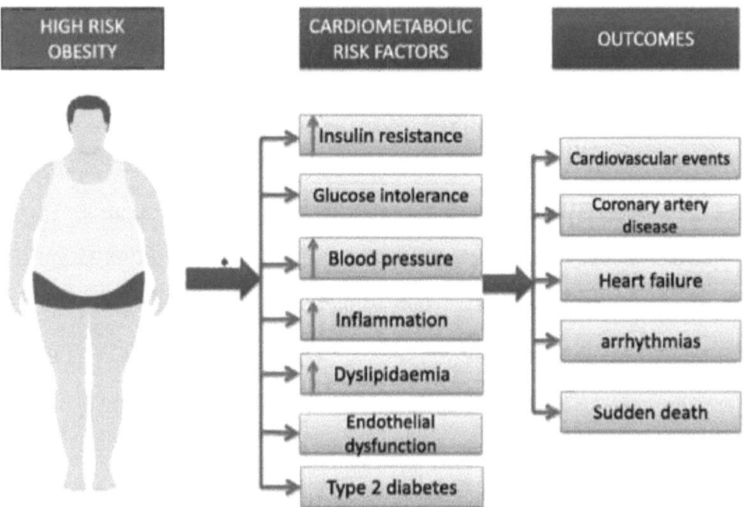

Figura 11. Diabetes e doenças cardiovasculares: inter-relação de risco

O sangue que chega ao coração e a atividade do músculo cardíaco são, até certo ponto, semelhantes à situação de oferta e procura; quanto mais ativo estiver o coração (por exemplo, durante actividades físicas pesadas ou ansiedade e tensão), mais sangue necessitará. As artérias coronárias têm de ser capazes de fornecer esta necessidade acrescida; caso contrário, as células do músculo cardíaco enfrentarão problemas.

A arteriosclerose e o aparecimento de coágulos nas artérias coronárias provocam a diminuição do fornecimento de sangue às células do músculo cardíaco. Como resultado da falta de oxigénio e nutrientes e da acumulação de resíduos no músculo cardíaco, surge uma dor conhecida como "Dor no coração" ou "Angina".

Se a artéria coronária estiver completamente bloqueada (por um estreitamento grave ou coágulo sanguíneo), as células cardíacas na área dessa artéria morrem, o que se designa por "ataque cardíaco". Por vezes, a morte súbita ocorre em consequência de uma perturbação grave e generalizada do funcionamento do músculo cardíaco.

Sintomas importantes de doenças cardíacas

1. Dor no peito: Esta dor esmagadora ou premente é sentida na zona atrás do esterno e pode propagar-se ao pescoço, mãos, costas ou abdómen. A angina de peito ocorre frequentemente durante o trabalho físico ou pressões mentais e emocionais que aumentam a atividade do coração, e é normalmente aliviada pelo repouso ou pela toma de nitroglicerina sublingual. Se a dor não melhorar com o repouso ou alguns minutos após a toma do comprimido oral, e especialmente se for acompanhada de falta de ar, náuseas e suores intensos, pode ser um sinal de ataque cardíaco.

Devido às perturbações dos nervos periféricos, a gravidade dos sintomas das doenças cardíacas nos diabéticos pode ser menor do que o esperado (enfarte silencioso); por isso, quem sofre de diabetes deve estar mais atento a esses sintomas e consultar um médico atempadamente. É claro que não se deve esquecer que as dores no peito não são apenas um sinal de doença cardíaca e podem também aparecer devido a doenças digestivas ou pulmonares, por exemplo.

2. Falta de ar: A sensação de falta de ar pode ser um dos sintomas de doença cardíaca coronária, embora esta condição também ocorra em muitas doenças respiratórias.

3. Palpitações cardíacas: Nesta situação, a pessoa sente o seu coração a bater desconfortavelmente. As palpitações cardíacas também podem ocorrer em estados de ansiedade e em algumas outras doenças cardíacas.

Princípios de prevenção das doenças cardiovasculares nos diabéticos
1. Reduzir a gordura (especialmente o colesterol) no sangue.
O colesterol, que é um tipo de gordura, desempenha um papel importante no desenvolvimento e na propagação da arteriosclerose, pois pode depositar-se nas paredes das artérias e, juntamente com outros factores, levar ao estreitamento e ao fecho das artérias.

O colesterol tem dois tipos importantes: Um é o colesterol "mau" (LDL), que provoca o fecho das artérias e doenças cardiovasculares, e o segundo é o colesterol "bom" (HDL), que remove o excesso de colesterol do corpo e reduz o risco de doenças cardíacas. reduzir O tipo de colesterol que deve estar em baixa concentração no sangue é o tipo "mau" ou LDL. Pode manter a sua gordura no sangue a um nível adequado, evitando alimentos ricos em gordura e seguindo as recomendações do seu médico.

2. Controlar a tensão arterial
Para além de exercer mais pressão sobre o coração e aumentar a sua necessidade de sangue, a hipertensão arterial também acelera o endurecimento das artérias e provoca lesões em vários órgãos do corpo.

3. Coloque o seu peso a um nível adequado.

A obesidade é um importante fator de risco para a hipertensão arterial. Além disso, a obesidade ou o excesso de peso aumentam a resistência das células do corpo à insulina. Sob a supervisão de um médico ou nutricionista, deve atingir o seu peso corporal de acordo com a sua altura, sexo e idade.

4. Não fumar.

Fumar aumenta o ritmo cardíaco e, consequentemente, o trabalho do coração e aumenta a tensão arterial. Além disso, fumar aumenta a possibilidade de formação de coágulos e de fecho das artérias devido ao seu efeito nos factores de coagulação e no espessamento do sangue. Além disso, o tabaco perturba o fornecimento de sangue às extremidades dos membros (especialmente às pernas), afectando os pequenos vasos, e esta complicação é muito importante nos diabéticos que também têm problemas nos nervos periféricos, aumentando o risco de amputação.

Estes efeitos são independentes dos efeitos carcinogénicos do tabaco, que causam incapacidade e morte. Atualmente, o tabagismo é considerado a principal causa evitável de cancro.

5. Controlar o açúcar no sangue.

O controlo exato do açúcar no sangue, tanto direta como indiretamente, pode desempenhar um papel importante na prevenção de doenças vasculares.

6. Praticar uma atividade desportiva regular.

A investigação médica demonstrou que viver uma vida sedentária (fisicamente), independentemente de outros factores de risco, aumenta a probabilidade de diabetes, obesidade e doença coronária. Andar a pé, de bicicleta, ténis de mesa, jardinagem e jogging são actividades físicas que terão um efeito benéfico na sua saúde. Recomenda-se que faça 30 minutos de atividade física todos os dias, podendo também fazer esta quantidade de atividade em três períodos de 10 minutos (em intervalos).

Quais são os sintomas matinais da diabetes?

A hiperglicemia ocorre quando o nível de açúcar no sangue aumenta significativamente nas primeiras horas da manhã, entre as quatro e as oito da manhã, o que acontece devido ao ritmo circadiano natural do corpo, que aumenta a produção de glicose e de certas hormonas, como o cortisol e a hormona do crescimento. Estas hormonas podem causar resistência à insulina, o que leva a um aumento dos níveis de açúcar no sangue ao acordar. Entre os sintomas matinais da diabetes, podemos mencionar um aumento acentuado do açúcar no sangue ao acordar, sede intensa, micção frequente, fadiga matinal, dores de cabeça, boca seca, fome e dormência de partes do corpo.

De acordo com a IMNA, a diabetes é uma doença crónica caracterizada por um aumento dos níveis de glicose no sangue e pode causar sintomas diferentes em diferentes alturas do dia. Alguns sinais de alerta desta doença são evidentes logo pela manhã. Estes sintomas podem ajudar no diagnóstico precoce e no controlo da doença. De seguida, vamos analisar alguns dos sinais de alerta matinais da diabetes:

Aumento matinal do açúcar no sangue

A hiperglicemia ocorre quando os níveis de açúcar no sangue aumentam significativamente nas primeiras horas da manhã, entre as quatro e as oito da manhã. Isto acontece devido ao ritmo circadiano natural do corpo, que aumenta a produção de glicose e de certas hormonas, como o cortisol e a hormona do crescimento. Estas hormonas podem causar resistência à insulina, o que leva a um aumento dos níveis de açúcar no sangue ao acordar.

Sede extrema

Um dos sintomas mais comuns da diabetes é a sede excessiva. As pessoas com diabetes acordam frequentemente com muita sede. Como os seus corpos lutam para gerir os níveis elevados de açúcar no sangue, os rins têm mais dificuldade em filtrar e absorver o excesso de glicose. Este processo requer uma grande quantidade de líquidos, o que leva à desidratação e ao aumento da sede.

Frequência urinária

A micção frequente é outro sintoma da diabetes que ocorre mais à noite ou de manhã cedo. Níveis elevados de açúcar no sangue levam a uma maior filtragem da glicose pelos rins, que absorvem água juntamente com ela. Como resultado do aumento da produção de urina, as pessoas com diabetes podem acordar várias vezes durante a noite para urinar.

Cansaço matinal

O cansaço persistente ao acordar pode ser um sinal de diabetes. Níveis elevados de açúcar no sangue podem impedir o corpo de utilizar eficazmente a glicose para obter energia. Além disso, a micção frequente durante a noite pode perturbar o sono, o que provoca cansaço de manhã.

Dor de cabeça

A dor de cabeça matinal também pode ser um dos sintomas da diabetes. Este tipo de dor de cabeça pode ser causado por níveis elevados de açúcar no sangue ou por níveis baixos de açúcar no sangue que ocorrem durante a noite. Um controlo adequado dos níveis de glicose no sangue pode ajudar a reduzir a ocorrência deste problema.

Boca seca

A boca seca é um dos sintomas da diabetes, os níveis elevados de açúcar no sangue podem levar à desidratação, uma vez que o corpo utiliza mais fluidos para se livrar do excesso de glicose. Isto pode levar a uma boca seca, especialmente de manhã.

Fome

As pessoas com diabetes podem acordar com muita fome porque as células do corpo não recebem glucose suficiente devido à resistência à insulina ou à deficiência de insulina. Como resultado, o cérebro dá sinais ao corpo para consumir alimentos num esforço para fornecer a energia necessária.

Dormência de partes do corpo

A dormência nas mãos ou nos pés depois de acordar pode ser um sinal precoce de neuropatia diabética, uma doença causada por níveis elevados de açúcar no sangue a longo prazo que danifica os nervos. Este sintoma pode ser mais visível ao acordar devido à pressão prolongada exercida sobre determinados nervos durante o sono.

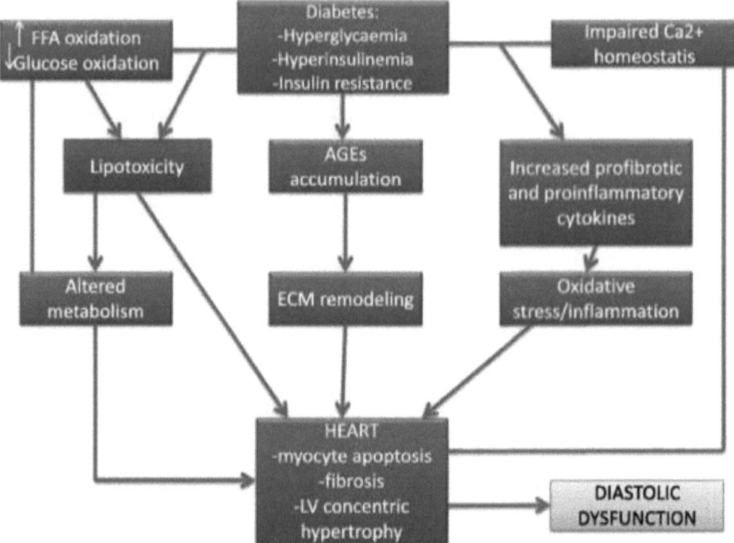

Figura 12. Diabetes e doenças cardiovasculares

Qual é a melhor dieta para tratar a diabetes?

Mudar a sua dieta e utilizar alimentos adequados à diabetes é uma das primeiras mudanças que deve fazer na sua vida depois de lhe ser diagnosticada a diabetes. Naturalmente, tenha em atenção que estas recomendações são gerais e que o seu médico pode ter recomendações dietéticas específicas com base no seu tipo de diabetes. De seguida, iremos rever os pontos necessários sobre a dieta dos diabéticos:

1. Tratamento caseiro da diabetes através da redução do consumo de hidratos de carbono (a forma mais rápida de tratar a diabetes)

A ingestão de hidratos de carbono afecta grandemente os níveis de açúcar no sangue. O organismo decompõe os hidratos de carbono em açúcares (principalmente glucose). A insulina ajuda o corpo a utilizar o açúcar para obter energia. Quando a insulina não funciona corretamente, este processo falha e os níveis de glicose no sangue podem aumentar. Os especialistas aconselham sempre as pessoas com diabetes a tirar partido de uma dieta pobre em hidratos de carbono.

2. Tratamento caseiro da diabetes com maior consumo de fibras

As fibras retardam a digestão dos hidratos de carbono e a absorção do açúcar, provocando assim um aumento gradual dos níveis de açúcar no sangue. Existem dois tipos de fibra. A fibra insolúvel e a fibra solúvel. A investigação mostra que a fibra solúvel melhora a gestão do açúcar no sangue. Embora a fibra insolúvel não tenha este efeito, uma dieta rica em fibras pode melhorar a capacidade do seu corpo para regular o açúcar no sangue e minimizar a hipoglicemia. Isto pode ajudá-lo a gerir melhor a diabetes tipo 1.

Os alimentos ricos em fibra incluem

- ✓ Legumes;
- ✓ Frutos;
- ✓ Leguminosas;
- ✓ Cereais integrais.

A ingestão diária recomendada de fibras para as mulheres é de cerca de 25 gramas e para os homens 35 gramas. A fibra pode ajudar muito a capacidade do corpo para controlar o açúcar no sangue.

3. Beber água suficiente e manter-se hidratado (tratamento da diabetes tipo 2 sem medicamentos)

Beber água suficiente pode ajudá-lo a manter os seus níveis de açúcar no sangue num intervalo saudável. Para além de evitar a desidratação, a água também ajuda os rins a eliminar o excesso de açúcar através da urina. Em geral, beber água ajuda a prevenir a diabetes. Lembre-se apenas de evitar água açucarada e bebidas açucaradas, uma vez que podem aumentar o açúcar no sangue e causar aumento de peso e um risco acrescido de complicações da diabetes.

4. Tratamento caseiro da diabetes através do controlo da quantidade de alimentos consumidos.

O controlo das porções pode ajudá-lo a regular a sua ingestão de calorias e a manter o seu peso num nível ideal. Manter um peso equilibrado reduz o risco de desenvolver diabetes tipo 2.

As dicas seguintes podem ajudá-lo a controlar a quantidade de alimentos que ingere:

- ✓ Pesar os alimentos de cada refeição com uma balança;
- ✓ Utilize pratos mais pequenos;
- ✓ Leia os rótulos dos alimentos e verifique o tamanho das porções;
- ✓ Evite ir aos seus restaurantes favoritos;
- ✓ Comer mais devagar.

5. Escolher alimentos com um índice glicémico baixo.

O índice glicémico (IG) mede a velocidade de degradação dos hidratos de carbono durante a digestão e a velocidade da sua absorção pelo organismo. Esta medida afecta a rapidez com que os níveis de açúcar no sangue sobem depois de comer. O índice glicémico classifica os alimentos numa escala de 0 a 100, sendo os alimentos de baixo IG classificados em 55 ou menos. O consumo de alimentos com baixo IG tem demonstrado reduzir os níveis de açúcar no sangue em pessoas com diabetes.

Alguns exemplos de alimentos de IG baixo a moderado são os seguintes

- ✓ Joe;
- ✓ Iogurte grego sem açúcar;

- ✓ Farinha de aveia;
- ✓ Feijões;
- ✓ Lentilhas;
- ✓ Leguminosas;
- ✓ Massa feita de trigo integral;
- ✓ Vegetais sem amido;
- ✓ Não se esqueça de consumir fruta diariamente.

6. Comer alimentos ricos em crómio e magnésio

Os níveis elevados de açúcar no sangue e a diabetes estão associados a deficiências de micronutrientes, como as deficiências de crómio e magnésio. O crómio desempenha um papel no metabolismo dos hidratos de carbono e das gorduras. Este mineral pode melhorar a ação da insulina. Por conseguinte, também ajuda a regular o açúcar no sangue. Alguns alimentos ricos em crómio incluem:

- ✓ A carne;
- ✓ Cereais integrais;
- ✓ Frutos;
- ✓ Legumes;
- ✓ Nozes.

O magnésio é útil para controlar os níveis de açúcar no sangue. De facto, as dietas ricas em magnésio estão associadas a uma redução significativa do risco de diabetes. Por outro lado, níveis baixos de magnésio podem levar à resistência à insulina e a uma tolerância à glucose diminuída em pessoas com diabetes. Os alimentos ricos em magnésio incluem:

- ✓ Legumes com folhas escuras;
- ✓ Abóbora e sementes de abóbora;
- ✓ Atum;
- ✓ Cereais integrais;

✓ Chocolate preto;

✓ Banana;

✓ Abacates;

✓ Feijões.

7. Consumir refeições ligeiras mais saudáveis

Distribuir as refeições e os lanches ao longo do dia pode ajudá-lo a evitar níveis altos e baixos de açúcar no sangue. Fazer lanches entre as refeições também pode reduzir o risco de diabetes tipo 2. De facto, vários estudos mostram que comer refeições mais pequenas e mais frequentes ao longo do dia pode melhorar a sensibilidade à insulina e baixar os níveis de açúcar no sangue. Além disso, comer refeições mais pequenas e lanches saudáveis ao longo do dia pode reduzir a HbA1c, que reflecte as melhorias nos níveis de açúcar no sangue nos últimos 3 meses.

8. Consumir alimentos ricos em probióticos

Os probióticos são bactérias amigáveis que têm muitos benefícios, incluindo a melhoria da regulação do açúcar no sangue. O consumo de probióticos pode reduzir o açúcar no sangue em jejum, a HbA1c e a resistência à insulina em pessoas com diabetes tipo 2.

Os alimentos ricos em probióticos incluem alimentos fermentados, tais como:

✓ O iogurte probiótico significa que contém bactérias vivas e activas;

✓ Kefir;

✓ Chucrute;

✓ Kimchi (um tipo de comida coreana).

9. Qual é o óleo adequado para a diabetes?

Algumas pessoas seguem, erradamente, uma dieta muito rigorosa e eliminam muitos ingredientes essenciais da sua alimentação. Mas é preciso dizer que uma dieta equilibrada, que é uma combinação de proteínas, hidratos de carbono e gorduras, evita o aumento do açúcar no sangue. Os óleos contêm ácidos gordos Omega 3 e Omega 6. Os ácidos gordos ómega 3 combatem a inflamação e previnem a diabetes. Mas os ácidos gordos ómega 6 causam inflamação e aumentam o risco de diabetes. Os melhores óleos para pessoas com diabetes são:

✓ Óleo de sésamo e de amendoim;

✓ Óleo de farelo de arroz;

✓ Óleo de girassol;

✓ Óleo de mostarda;

✓ Óleo de coco.

Quais são os melhores alimentos para controlar a diabetes?

Tratamento caseiro da diabetes com ervas antidiabéticas

As ervas antidiabéticas são outro remédio caseiro para a diabetes tipo 1 e tipo 2. Como mencionámos, estas ervas medicinais não podem curar definitivamente a diabetes. No entanto, têm um efeito significativo na melhoria dos sintomas desta doença. A seguir, analisaremos alguns dos remédios fitoterápicos mais eficazes para a diabetes.

1. Quiabo para o tratamento caseiro da diabetes (propriedades do quiabo para a diabetes)

Recentemente, os investigadores obtiveram boas informações sobre as propriedades do quiabo para os diabéticos. O quiabo é rico em fibras, vitamina B6 e folato. As vitaminas B previnem o desenvolvimento da diabetes e reduzem os níveis de homocisteína. A fibra solúvel do quiabo é eficaz na estabilização do açúcar no sangue. As sementes e a pele do quiabo têm agentes anti-diabéticos e os resultados mostram que o quiabo desempenha um papel muito importante na redução da absorção de glicose e na diminuição do açúcar no sangue. Outras propriedades do quiabo incluem as seguintes:

- ✓ Tratamento do sistema digestivo com quantidades elevadas de fibras;
- ✓ Ter um índice glicémico baixo;
- ✓ Melhorar e controlar o stress;
- ✓ Aliviar a fadiga;
- ✓ Tratamento da anemia.

2. Aloé vera e diabetes

O Aloé vera é uma planta com várias utilizações. Muitas pessoas estão cientes dos seus benefícios para a pele, mas também tem outros benefícios, incluindo o abrandamento da progressão da diabetes tipo 2. As descobertas sugerem que o aloé vera pode ajudar a proteger e reparar as células beta do pâncreas que produzem insulina. Além disso, este remédio herbal também pode levar aos seguintes benefícios para a saúde:

- ✓ Aumento dos níveis de insulina;
- ✓ Aumentar a saúde e o número de células relacionadas no pâncreas, conhecidas como ilhéus de Langerhans;
- ✓ Ao reduzir o stress oxidativo contra a doença renal diabética, a depressão e a ansiedade, aumenta a sua resistência. O Aloé vera melhora o funcionamento do pâncreas.

3. A canela e a redução do açúcar no sangue

Alguns estudos mostram que a canela pode ajudar a reduzir a glicemia em jejum e a resistência à insulina em pessoas com pré-diabetes e diabetes tipo 2. Além disso, esta especiaria adiciona alguma doçura aos alimentos e limita a necessidade de açúcar.

Tabela 4. Mencionámos 3 das propriedades mais importantes deste medicamento à base de plantas

Propriedades da canela para a diabetes	Descrição
Aumento da sensibilidade à insulina	A insulina é uma hormona que ajuda a regular os níveis de açúcar no sangue. O aumento da sensibilidade à insulina significa que as células são mais reactivas à insulina. Isto leva a uma melhor absorção da glicose e a um melhor controlo do açúcar no sangue.
Propriedades antioxidantes e anti-inflamatórias	A canela é rica em antioxidantes que podem ajudar a reduzir a inflamação e o stress oxidativo no organismo. A inflamação crónica e o stress oxidativo são factores comuns no desenvolvimento e progressão da diabetes.
Regulação da glucose	A canela ajuda a regular os níveis de açúcar no sangue ao inibir a enzima alfa-amilase. Esta enzima está envolvida na digestão dos hidratos de carbono.

4. Cabaça amarga para tratar a diabetes em casa

Existem algumas provas de que a cabaça amarga pode ajudar a controlar a diabetes. A cabaça amarga é um medicamento tradicional e antigo para tratar a diabetes em casa, que é principalmente prescrito por médicos de medicina tradicional chinesa. Para utilizar este medicamento à base de plantas antidiabético, pode ser consumido como sumo de fruta ou cozido e frito com alimentos. Muitas pessoas preferem beber sumo de cabaça amarga depois de a ferverem. Os melhores efeitos da cabaça amarga podem ser obtidos se a consumirmos todas as manhãs com o estômago vazio. Tenha cuidado ao consumir cabaça amarga porque pode provocar hipoglicemia ou níveis baixos de açúcar no sangue.

5. Cardo mariano

O extrato de cardo mariano é um composto que possui propriedades antioxidantes e anti-inflamatórias e é um bom tónico para o fígado. Naturalmente, existem poucas provas do efeito do cardo mariano no tratamento da diabetes, no entanto, os especialistas em medicina tradicional enfatizam a utilização deste medicamento.

6. O feno-grego e a diabetes

O feno-grego é uma semente que pode ajudar a baixar os níveis de açúcar no sangue. Este remédio herbal contém fibras e químicos que ajudam a abrandar a digestão de hidratos de carbono e açúcar. Há também evidências de que esta semente pode ajudar a retardar ou prevenir o aparecimento de diabetes tipo 2. Este remédio herbal contém fibras e químicos que ajudam a abrandar a digestão dos hidratos de carbono e do açúcar.

7. Propriedades da Gymnema

A Gymnema é uma planta originária da Índia. O nome deste medicamento significa "destruidor de açúcar". A população indiana utiliza amplamente este medicamento para tratar a diabetes. Os especialistas em medicina tradicional indiana acreditam que a gymnema tem as seguintes propriedades medicinais para os consumidores:

✓ Reduzir os níveis de glucose no sangue;

- ✓ Aumento dos antioxidantes;
- ✓ Reduzir o stress;
- ✓ Reduzir os níveis de colesterol e triglicéridos;
- ✓ Aumento da produção de insulina;
- ✓ Reduzir a inflamação;
- ✓ Perda de peso corporal e prevenção da acumulação de gorduras.

8. Gengibre, um remédio caseiro para baixar o açúcar no sangue

Em 2015, um estudo descobriu que o gengibre pode ajudar nos remédios caseiros para a diabetes. Os investigadores concluíram que o gengibre reduz os níveis de açúcar no sangue, mas não os níveis de insulina. Consequentemente, sugeriram que o gengibre pode reduzir a resistência à insulina em pessoas com diabetes tipo 2.

9. Folhas de figueira, destruidoras do açúcar no sangue

As folhas de figueira são normalmente utilizadas no tratamento da diabetes. Acredita-se que este medicamento à base de plantas tem propriedades anti-diabéticas que ajudam a baixar os níveis de açúcar no sangue. As folhas de figo podem ser mastigadas diretamente com o estômago vazio ou podem ser fervidas em água e bebidas como chá. Se este medicamento à base de plantas for consumido regularmente, a necessidade de consumo de insulina nos doentes diabéticos diminuirá.

10. O azeite e a redução do açúcar no sangue

Acredita-se que o azeite tem efeitos benéficos como a redução dos níveis de colesterol e triglicéridos no sangue. Este óleo também ajuda a reduzir os níveis de açúcar no sangue. Cozinhar todos os alimentos com azeite comestível a longo prazo tem um efeito positivo na melhoria da diabetes. Os doentes diabéticos devem utilizar o azeite para cozinhar.

11. Vitamina C

Estudos recentes demonstraram que a ingestão diária de 600 mg de vitamina C pode ajudar a controlar os níveis de glicose no sangue. Os alimentos ricos em vitamina C devem ser consumidos diariamente pelos diabéticos crónicos.

12. Alho

Toda a gente conhece o efeito redutor do colesterol do alho, mas poucos conhecem o seu efeito antidiabético. Acredita-se que a alicina presente no alho tem um efeito hipoglicemiante.

14. Groselha-da-índia (para baixar o açúcar no sangue em casa)

Este fruto é rico em vitamina C e tem a propriedade de reduzir o açúcar no sangue. Quando este fruto é tomado por via oral, ajuda a reduzir os níveis de açúcar, estimulando a produção de insulina nos 30 minutos seguintes ao consumo. As sementes deste fruto são também preparadas em pó, que têm um efeito muito mais lento na redução dos níveis de glucose no sangue.

15. Propriedades da beldroega para a diabetes

Na medicina popular do Próximo Oriente, a beldroega é utilizada no tratamento e na prevenção de todos os tipos de diabetes devido às suas propriedades anti-diabéticas. A beldroega pode ser utilizada como alimento juntamente com iogurte e produtos lácteos.

16. Propriedades da urtiga para a diabetes

Estudos realizados em seres humanos e animais mostram que a urtiga reduz os níveis de glucose no sangue em jejum. Os cientistas pensam que a causa deste mecanismo são os flavonóides presentes na urtiga. Ao consumir urtiga, a glicose no sangue diminui e a secreção de insulina aumenta. Também ajuda as pessoas com diabetes tipo 2, reduzindo a inflamação.

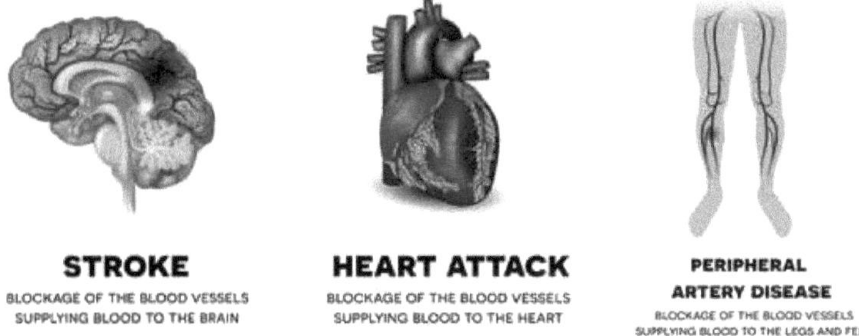

Figura 13. A ligação entre a diabetes e as doenças cardíacas

Conheça as frutas que matam a diabetes

Embora não exista nenhuma fruta que cure diretamente a diabetes, algumas frutas são melhores escolhas para pessoas com diabetes devido ao seu baixo índice glicémico. Estas incluem bagas (como morangos, mirtilos e framboesas), citrinos (como laranjas e toranjas), maçãs, pêras e cerejas. Apresentamos estes frutos de seguida.

1. Uvas para a diabetes

Algumas pessoas com diabetes podem impedir-se de comer este fruto devido à doçura das uvas. Mas a boa notícia é que as uvas não são apenas prejudiciais para os diabéticos; é também um fruto útil para a diabetes. Em

150 gramas de uvas, existem 27 gramas de hidratos de carbono, 1,1 gramas de proteínas, 2,0 gramas de gordura e 4,1 gramas de fibra. O elevado teor de fibra nos alimentos é benéfico para estes doentes. A fibra contribui para a saúde do corpo e não é absorvida pelo organismo.

Nos doentes diabéticos, o consumo de uvas melhora os movimentos intestinais e reduz o mau colesterol devido ao seu elevado teor de fibras. A fibra da uva é também benéfica para os doentes com diabetes relacionados com a obesidade. Porque é pouco calórica, altamente energética e saciante. (É claro que alguns médicos têm opiniões diferentes sobre a utilidade das uvas para pacientes diabéticos. É melhor consultar um especialista para ter cuidado).

2. Bagas secas para a diabetes

O consumo de bagas secas e de outros frutos secos, como as tâmaras, não é prejudicial para os diabéticos, desde que não tenha sido utilizado açúcar na sua secagem. Os investigadores encontraram mesmo uma correlação positiva entre o consumo de frutos secos e a prevenção da diabetes tipo 2. Mas é preciso ter cuidado com o seu consumo. Consumir muitas bagas secas irá causar um efeito negativo ao longo do tempo.

3. Datas e diabetes

Os dióspiros são um dos frutos que contêm grandes quantidades de fibras solúveis em água. Estas fibras abrandam a digestão dos hidratos de carbono e aumentam o açúcar no sangue lentamente. Por isso, são uma boa opção para os diabéticos. Num estudo realizado em pessoas diabéticas que usaram tâmaras, 117 pessoas tiveram um aumento lento do açúcar no sangue e isso fez com que a sua diabetes melhorasse.

4. Propriedades do sabugueiro para a diabetes

O sabugueiro é um dos alimentos mais úteis para as pessoas com diabetes. Quem tem diabetes ou níveis elevados de colesterol pode ajudar a tratar a sua doença consumindo sabugueiro. Os efeitos do sabugueiro são a redução das gorduras nocivas no corpo.

5. Propriedades da jujuba para a diabetes

O baixo índice glicémico e o elevado teor de fibras da jujuba fazem dela um bom snack para os diabéticos que gostam de comer alimentos doces. Este alimento mantém-nos saciados durante muito tempo. A jujuba é de baixo índice glicémico e tem muita fibra.

6. Passas de uva para a diabetes

Uma das caraterísticas importantes das passas de uva, que são um fruto seco, é o facto de não conterem gordura. Quando as passas são suficientemente isentas de gordura, pode ter a certeza de que são um alimento saudável. A gordura saturada e o colesterol das passas de uva são 0. Por esta razão, é também um alimento útil. Além disso, a quantidade de potássio, fibra e antioxidantes desta substância é muito elevada. Mas será que é um alimento útil e adequado para os diabéticos? Pode este alimento ser utilizado continuamente por um diabético? Note-se que todos os frutos secos são inadequados para os diabéticos. Porque aumentam rapidamente o açúcar no sangue. De facto, estes alimentos aumentam o açúcar no sangue tão rapidamente que são adequados para pessoas com baixo nível de açúcar no sangue.

Quais são os frutos nocivos para a diabetes?

Em geral, os frutos não devem ser excluídos da dieta pelo facto de serem doces. Mesmo o consumo de fruta é útil na prevenção da diabetes. Mas os diabéticos devem limitar o consumo dos seguintes frutos:

✓ Melancia e tâmaras secas;

✓ Ananás;

✓ Bananas demasiado maduras.

Apresentação do melhor chá de ervas para a diabetes (que chá é bom para a diabetes?)

Quais são os melhores remédios à base de plantas para o açúcar no sangue? A investigação demonstrou que certos chás têm propriedades anti-inflamatórias, de redução do açúcar no sangue e de sensibilização à insulina, o que os torna excelentes opções para o controlo da diabetes. Os seguintes chás são algumas das melhores opções para pessoas com diabetes.

1. Chá verde, medicamento à base de plantas para a diabetes

Beber chá verde diariamente pode reduzir a inflamação e os danos celulares no corpo devido aos seus antioxidantes e pode também ajudar a gerir os níveis de insulina. De acordo com estudos, a presença de compostos bioactivos no chá verde, denominados galato de epigalocatequina (EGCG), pode levar à absorção de glicose pelas células musculares, o que ajuda a reduzir o nível de açúcar no organismo.

Para além disso, beber chá verde duas vezes por dia pode também ajudar na gestão do peso e pode reduzir significativamente os níveis de açúcar no sangue em jejum.

2. Chá de hibisco

Se gosta de chás azedos e doces à base de flores, o delicioso chá de hibisco é perfeito para si. Ficará surpreendido ao saber que este chá pode ajudar a reduzir os níveis de açúcar naturalmente. O hibisco é rico em polifenóis, antioxidantes como os ácidos orgânicos e antocianinas que ajudam a reduzir a inflamação, melhorar a resistência à insulina, controlar o açúcar no sangue e baixar a pressão arterial.

3. Chá de canela para tratar a diabetes em casa

O sabor doce e picante único deste chá é digno de ser apreciado. Mas o que faz deste chá o Santo Graal para os diabéticos são as suas propriedades antioxidantes. Para além disso, beber chá de canela ou adicionar um pouco de canela aos chás de ervas pode reduzir a obesidade, melhorar a saúde do coração e baixar os triglicéridos no sangue. Finalmente, este chá também ajuda a gerir a sensibilidade à insulina e reduz o risco de ataques cardíacos e acidentes vasculares cerebrais. O chá de canela melhora a sensibilidade à insulina.

4. Chá de camomila, um tratamento tradicional para a diabetes

O chá de camomila é conhecido pelas suas excelentes propriedades indutoras de sono, mas sabia que adicionar este chá à sua rotina diária pode ajudar a gerir os níveis de insulina? Beber 2-3 chávenas de chá de camomila pode baixar os níveis de açúcar no sangue e reduzir os danos causados pelo stress oxidativo. Para além disso, este medicamento à base de plantas para a diabetes ajuda a melhorar o metabolismo, a saúde intestinal e a perda de peso.

O que é a mudança de estilo de vida para o tratamento da diabetes em casa?

As alterações do estilo de vida têm um impacto significativo no controlo do açúcar no sangue e da diabetes. De seguida, vamos analisar as mudanças de estilo de vida mais importantes que deve considerar para o tratamento da diabetes.

1. Exercício regular

O exercício regular pode ajudá-lo a atingir e manter um peso saudável e a aumentar a sensibilidade à insulina. O exercício também ajuda os músculos a utilizar o açúcar no sangue para obter energia e para a contração muscular. Não é necessário fazer exercício pesado, e mesmo fazer algum exercício simples como caminhadas ligeiras, agachamentos ou levantamentos de pernas pode ajudar a controlar o açúcar no sangue. De facto, o objetivo é ter atividade suficiente ao longo do dia para evitar que o excesso de glicose se acumule no sangue. Ao fazer 150 minutos de exercício durante a semana, pode atingir o seu objetivo de tratamento caseiro da diabetes.

2. Controlo do stress no tratamento caseiro da diabetes

Quando se está stressado, o corpo liberta hormonas chamadas glucagon e cortisol, que fazem subir os níveis de açúcar no sangue. Estudos mostram que o controlo do stress tem uma relação direta com a redução dos níveis de açúcar no sangue. Alguns exercícios e métodos de relaxamento, como o ioga e a redução do stress baseada na atenção plena, podem ajudar a corrigir problemas de secreção de insulina em pessoas com diabetes crónica. Os diabéticos podem aliviar o stress praticando exercício físico.

3. Controlo regular dos níveis de açúcar no sangue

Dependendo do seu plano de tratamento, especialmente se estiver a tomar insulina, pode ser necessário verificar o açúcar no sangue 4 ou mais vezes por dia. Controlos precisos do açúcar no sangue são a única forma de garantir que os seus níveis de açúcar no sangue se mantêm dentro dos valores normais. As pessoas com diabetes tipo 2 que não tomam insulina verificam normalmente o açúcar no sangue com muito menos frequência.

Com a ajuda da equipa de cuidados da diabetes, irá aprender como os seus níveis de açúcar no sangue se alteram em resposta aos alimentos que ingere, à atividade física, aos medicamentos, à doença, ao álcool, ao stress e, nas mulheres, às flutuações hormonais. Para além de verificar o seu nível de açúcar no sangue diariamente, o seu médico pode recomendar um teste regular de hemoglobina A1C para medir o seu nível médio de açúcar no sangue nos últimos 2-3 meses. Em comparação com os controlos diários frequentes de açúcar no sangue, em geral, o teste de hemoglobina A1C pode mostrar-nos melhor como controlar e tratar a diabetes. Um nível elevado de hemoglobina A1C pode também indicar a necessidade de alterar os medicamentos orais, o regime de insulina ou a dieta.

4. Sono de qualidade para o tratamento da diabetes em casa

Os maus hábitos de sono afectam os níveis de açúcar no sangue e a sensibilidade à insulina e aumentam o risco de desenvolver diabetes tipo 2. A falta de sono pode também aumentar o apetite e provocar um aumento de peso. Além disso, a privação de sono aumenta os níveis da hormona cortisol, que desempenha um papel essencial na gestão do açúcar no sangue. Para melhorar a qualidade do seu sono, pode considerar o seguinte:

- ✓ Evitar a cafeína e o álcool ao fim do dia;
- ✓ Fazer exercício físico regular;
- ✓ Reduzir o tempo de utilização do telemóvel antes de ir para a cama;
- ✓ Mantenha o seu quarto fresco;
- ✓ Limitar a sesta;
- ✓ Utilize aromas suaves e calmantes como a lavanda no seu quarto;
- ✓ Evite trabalhar no seu quarto;
- ✓ Tomar um duche quente antes de ir para a cama.

Capítulo IV
Obesidade

O que é a obesidade?

A obesidade é uma doença complexa e multifatorial que é causada pela hereditariedade e pelo estilo de vida. De acordo com a definição da Organização Mundial de Saúde (OMS), o excesso de peso e a obesidade são definidos como uma acumulação anormal ou excessiva de gordura no corpo que prejudica a saúde de uma pessoa.

A obesidade não é apenas uma preocupação superficial. Pelo contrário, é um problema médico que aumenta o risco de outras doenças e problemas relacionados com a saúde, como as doenças cardíacas, a diabetes, a hipertensão arterial e certas doenças malignas. Normalmente, a obesidade é causada por factores hereditários, fisiológicos e ambientais, como a alimentação, a atividade física e o desporto. Um diagnóstico correto da obesidade e da sua gravidade é útil para tratar e melhorar os problemas daí resultantes.

Mas a boa notícia é que perder peso e gordura corporal pode melhorar muitas das complicações e doenças associadas à obesidade. Mesmo pequenas alterações no peso corporal podem ter um grande impacto na melhoria da saúde de uma pessoa. Mas nem todos os métodos para perder peso são adequados, e o mais importante é que manter o peso perdido é muito importante para manter a saúde de uma pessoa. Assim, mesmo não tentar perder peso é menos complicado do que as flutuações de peso após as medidas de tratamento e o abandono dessas medidas.

Como é que a obesidade é diagnosticada?

Os profissionais de saúde utilizam normalmente o índice de massa corporal (IMC) para estimar a gordura corporal e diagnosticar a obesidade. O índice de massa corporal é calculado dividindo o peso (em quilogramas) pelo quadrado da altura (em metros). Em geral, para a classificação da obesidade e do excesso de peso, as pessoas com um índice de massa corporal inferior a 18,5 têm baixo peso, entre 18-5,25 têm peso normal, entre 25-29,9 têm excesso de peso e mais de 30 são obesas. É de notar que o IMC não mede diretamente a gordura corporal. Por conseguinte, este índice não é aplicável a todas as pessoas e o IMC não pode ser utilizado para atletas profissionais ou culturistas com elevada massa muscular.

Outra limitação do IMC é o facto de não mostrar a distribuição da gordura corporal. Por esta razão, muitos médicos, para além do peso e do cálculo do índice de massa corporal, medem o perímetro da cintura das pessoas, que indica a presença ou ausência de obesidade abdominal.

O perímetro da cintura é a distância entre a costela mais baixa e a espinha ilíaca de uma pessoa que está de pé, com roupas leves e que expirou completamente. Na população iraniana, um perímetro da cintura de 90 cm ou mais é utilizado para definir a obesidade abdominal. Independentemente do IMC, o perímetro da cintura fornece mais informações sobre o risco de doenças e o estado de saúde de uma pessoa.

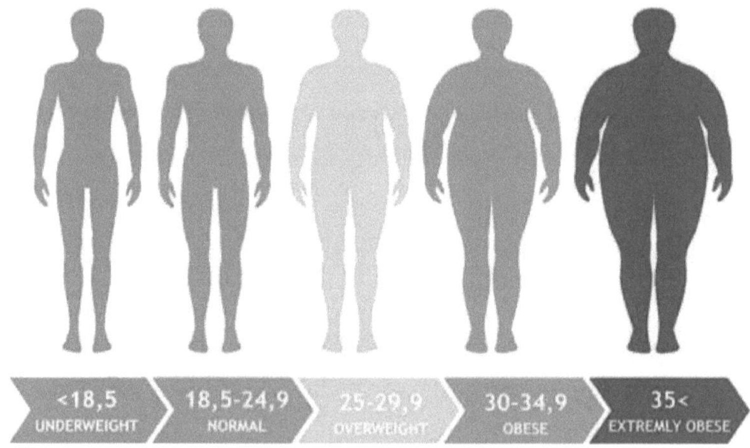

Figura 14. Obesidade: Causas, prevenção e tratamento - Notas de Saúde Pública

Como são determinados os tipos de graus de obesidade?

O excesso de peso e a obesidade dividem-se em diferentes graus, consoante a sua gravidade. O índice de massa corporal é utilizado para classificar a gravidade da obesidade. Com base nesta classificação, se o índice de massa corporal se situar entre 25-29, a pessoa tem excesso de peso. De acordo com esta classificação, são também definidos três grupos de obesidade, que são os seguintes

- ✓ **Obesidade de grau 1 (ligeira):** Índice de massa corporal 30-9,34;
- ✓ **Obesidade de grau 2 (moderada):** Índice de massa corporal 35-39,9;
- ✓ **Obesidade de grau 3 (grave):** Índice de massa corporal de 40 e superior.

Quadro 5: Em resumo, a classificação do excesso de peso e da obesidade é apresentada no quadro seguinte.

Classificação do estado do peso	Intervalo do índice de massa corporal (em kg/m2)
Baixo peso	Menos de 5/18
Peso normal	9/24 - 5/18
Excesso de peso	9/29- 25
Obesidade de grau 1	9/34-30
Obesidade de grau 2	9/39-35
Obesidade de grau 3	40 e mais

O que é a obesidade mórbida?

A obesidade mórbida é um termo antigo para designar a obesidade de grau 3 e está associada a riscos graves para a saúde. Por esta razão, a obesidade de grau 3 é designada por mórbida.

Quais são os efeitos da obesidade no organismo?

A obesidade afecta a saúde do corpo de muitas formas. O excesso de peso pode ter efeitos adversos nos ossos e nas articulações. Outros efeitos da obesidade incluem a criação de alterações bioquímicas no sangue que podem aumentar o risco de diabetes, níveis elevados de gordura no sangue, pressão arterial elevada e, principalmente através destas questões, o risco de doenças cardíacas e acidentes vasculares cerebrais nas pessoas. Para além disso, pode aumentar o risco de certas doenças malignas.

Além disso, a obesidade grave pode estar associada a perturbações da saúde mental, incluindo depressão e ansiedade. Mas a boa notícia é que os estudos demonstraram que mesmo uma pequena perda de peso (5-10%) pode reduzir o risco de muitas destas doenças relacionadas com a obesidade.

Alterações metabólicas associadas à obesidade

O metabolismo é o processo que converte as calorias em energia necessária para realizar as funções corporais. Quando o corpo recebe mais energia do que a que consome, estas calorias extra são convertidas em gordura e armazenadas no tecido adiposo e, como resultado, as células adiposas aumentam de tamanho.

As hormonas e outras secreções destas células adiposas aumentam a inflamação no corpo. A inflamação crónica tem efeitos nocivos na saúde de uma pessoa e desempenha um papel no aumento do açúcar, da gordura e da pressão arterial.

O excesso de gordura no corpo pode ter efeitos diretos no sistema respiratório da pessoa e exercer pressão sobre o sistema músculo-esquelético da pessoa. Se a obesidade não for controlada e o peso aumentar, estes efeitos da obesidade podem contribuir para o aparecimento de asma, dificuldade em respirar durante o sono, desgaste das articulações (artrose) e exacerbação de dores nos joelhos e nas costas, bem como gota. Mas a boa notícia é que a perda de peso de pelo menos 10%, combinada com exercício físico, pode reduzir significativamente a dor músculo-esquelética e inflamatória relacionada com a obesidade e melhorar a qualidade de vida da pessoa.

Os efeitos nocivos e indirectos da obesidade no organismo incluem

- ✓ Está associada a uma redução da fertilidade nas mulheres e a complicações na gravidez;
- ✓ Associado à depressão e a perturbações do humor;
- ✓ Aumenta o risco de algumas doenças malignas.

É certo que o risco de cada uma destas complicações relacionadas com a obesidade aumenta com o aumento da gravidade da obesidade.

Quais são as causas da obesidade e como é que a obesidade é causada?

Embora existam influências genéticas, comportamentais, metabólicas e hormonais no peso corporal, a obesidade ocorre quando são consumidas mais calorias do que as consumidas através das actividades diárias normais e do exercício físico.

O corpo armazena estas calorias extra sob a forma de gordura. Em geral, a obesidade é normalmente causada por uma combinação de factores, incluindo genética e influências familiares, escolhas de estilo de vida como uma dieta pouco saudável e inatividade, certas doenças e medicamentos, questões sociais e económicas, idade e outros factores como a gravidez, a cessação do tabagismo, a falta de sono, o stress e o microbioma.

Como prevenir o excesso de peso e a obesidade?

A escolha de alimentos saudáveis, como cereais integrais, frutas e legumes, pode ajudar a controlar o peso. Além disso, muitos destes alimentos são úteis para o controlo do peso, podem ajudar a prevenir doenças cardiovasculares, diabetes e outras doenças crónicas. Por outro lado, os alimentos e bebidas que levam ao aumento de peso, principalmente os cereais refinados e as bebidas açucaradas, podem contribuir para o desenvolvimento da obesidade e das doenças crónicas relacionadas com a obesidade. Tente ter alimentos saudáveis disponíveis e guarde os doces e alimentos especiais para ocasiões especiais. Os alimentos integrais são ricos em fibras e têm um baixo índice glicémico, não provocando flutuações de açúcar no sangue como os snacks e os alimentos processados.

A água, em vez de refrigerantes, é a bebida mais saudável. O movimento e a atividade física regular, especialmente a caminhada, e a menor utilização de computadores e telemóveis, juntamente com uma alimentação saudável, podem contribuir largamente para a prevenção do excesso de peso e da obesidade. Além disso, o controlo do stress e um sono adequado mantêm os níveis das hormonas associadas ao aumento de peso num nível equilibrado.

Que factores causam a obesidade?

Qual é a principal causa da obesidade?

Consumir mais calorias do que as queima conduz à obesidade a longo prazo. Ao longo do tempo, as calorias extra acumulam-se e causam excesso de peso. Embora a ingestão elevada de calorias e a falta de movimento sejam as razões mais importantes e dominantes para o excesso de peso, podem existir outras razões que são, por vezes, incontroláveis. Algumas destas causas são as seguintes:

- ✓ **Genética:** A sua genética afecta a forma como o seu corpo digere os alimentos e armazena a gordura, bem como o seu metabolismo;
- ✓ **O envelhecimento:** À medida que o corpo envelhece, constrói menos massa muscular e a taxa de metabolismo torna-se mais lenta, o que facilita o aumento de peso;
- ✓ **Dormir o suficiente:** Se não descansar o suficiente, ocorrem alterações hormonais no corpo que o deixam com mais fome e aumentam o desejo de consumir alimentos altamente calóricos;
- ✓ **Gravidez:** O aumento de peso durante a gravidez é quase incontrolável, o que acaba por conduzir à obesidade;
- ✓ **Síndrome dos ovários poliquísticos (SOP):** Uma condição em que as hormonas reprodutivas de uma mulher estão desequilibradas;
- ✓ **Hipotiroidismo:** Uma das causas mais comuns de obesidade é o hipotiroidismo, em que a glândula tiroide não produz hormonas suficientes;
- ✓ **Artrite:** A artrite, por si só, não causa obesidade, mas devido à dor no movimento das articulações, reduz a atividade do corpo e, consequentemente, traz peso extra à pessoa doente.

A causa da obesidade abaixo do umbigo

Nem todas as protuberâncias na barriga são o resultado de excesso de gordura ou de aumento de peso. Mesmo que a razão seja o excesso de peso, não existe uma solução rápida para perder peso numa parte do corpo. Comer demasiadas calorias pode causar aumento de peso, mas uma barriga grande também pode ser o resultado de desequilíbrios hormonais, inchaço ou outros factores. A causa da obesidade abaixo do umbigo pode ser uma das seguintes.

- ✓ **Stress da glândula suprarrenal gorda:** Quando se está sob stress, hormonas como a adrenalina e o cortisol são libertadas por ordem das glândulas supra-renais, que normalmente voltam ao seu estado normal quando o corpo relaxa. No entanto, se estivermos constantemente sob stress, o corpo permanece neste estado anormal e as hormonas são constantemente libertadas. Por conseguinte, o stress crónico provoca um aumento da gordura abdominal e o desejo de consumir alimentos que causam obesidade abdominal e é uma das causas da obesidade;

- ✓ **Obesidade abdominal após a gravidez:** O seu corpo sofre muitas alterações durante a gravidez, a mais óbvia das quais é o aumento do abdómen, que mesmo que perca algum desse excesso de peso durante o parto, alguma da obesidade permanecerá no seu abdómen;

- ✓ **Obesidade abdominal devido às hormonas da menopausa:** Um dos efeitos da menopausa é o aumento de peso. As alterações hormonais que ocorrem nesta altura contribuem para o aumento de peso e, por vezes, começam alguns anos antes da menopausa. A obesidade da menopausa afecta principalmente a obesidade abdominal e subumbilical. As flutuações hormonais do estrogénio, a resistência à insulina, a redução da massa muscular e a falta de sono são os factores que contribuem para a acumulação de gordura abdominal nesta fase da vida;

- ✓ **Incompatibilidade com os alimentos:** Alguns alimentos podem ser difíceis de digerir e as pessoas podem ser alérgicas a eles. Esta falta de digestão, que é uma das causas da obesidade, pode causar inchaço após a ingestão destes alimentos. Para além do inchaço e da barriga grande, pode também ter outros sintomas como gases intestinais, dores de estômago e diarreia. Os produtos lácteos e a cafeína estão entre os alimentos mais comuns que são difíceis de digerir para algumas pessoas.

A causa da gordura nas costas

A falta de exercício aeróbico e um estilo de vida em que não há movimento ou há muito pouco desempenham o papel mais colorido no seu excesso de peso. Além disso, uma dieta rica em sódio e açúcar contribui para a acumulação de gorduras e o inchaço. A má postura ao sentar-se ou ao caminhar também pode fazer com que as suas costas pareçam gordas. No entanto, não se esqueça de que, na maioria das vezes, a genética é a principal causa do excesso de peso em determinados sítios. Em geral, a gordura nas costas pode mudar dependendo do seu estilo e fase de vida, peso corporal total, altura e nível de atividade. Para tratar a obesidade nas costas, pode ajudar a reduzir a gordura nesta área, que é uma das causas da obesidade corporal, fazendo exercícios que se concentram nas costas e com uma excelente dieta. Se puder ter um amigo ou companheiro no seu ginásio ou programa de perda de peso, terá grande sucesso.

Tipos de obesidade na medicina tradicional

A obesidade na medicina tradicional é classificada em duas categorias: Gordura e carne, que explicámos brevemente abaixo para maior familiaridade.

✓ **Obesidade abdominal**

Neste tipo de obesidade, os ossos e os órgãos da pessoa não são grandes, e são as gorduras que formam a obesidade, e a pessoa que sofre deste tipo de obesidade é vista como um corpo inchado.

✓ **Obesidade carnuda**

A obesidade gorda está diretamente relacionada com os ossos do corpo, e estas pessoas parecem gordas devido aos ossos grandes que têm, o que muitas vezes leva a pouco sucesso na perda de peso destas pessoas.

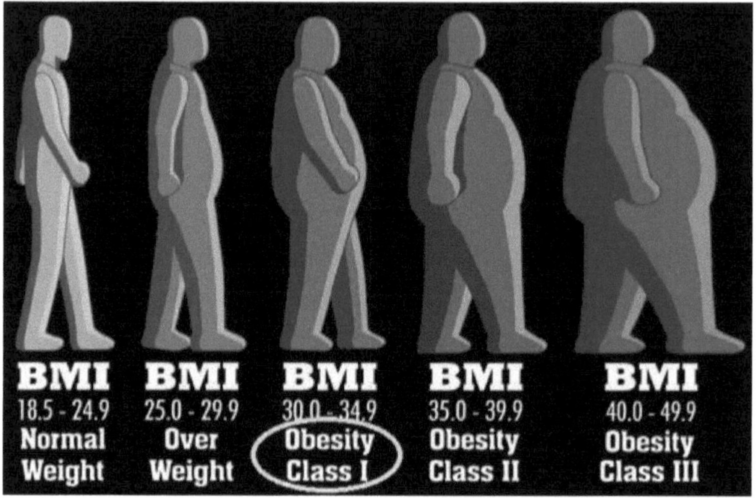

Figura 16. A Urgência na Prevenção da Obesidade Infantil

A causa da obesidade da parte superior do corpo na medicina tradicional

A causa da obesidade na parte superior do corpo é indicada na medicina tradicional pelo temperamento de uma pessoa. Além disso, o consumo excessivo de calorias e a baixa atividade diária também ajudam a engordar a parte superior do corpo. Pode ser tratada com uma dieta isenta de gorduras e doces.

Quem está em risco de obesidade?

As causas da obesidade corporal, que também são diferentes, bem como uma combinação complexa de factores, podem aumentar o risco de obesidade nas pessoas. Estes factores são:

✓ **A genética:** Algumas pessoas têm dificuldade em perder peso por razões genéticas.

✓ **Ambiente e sociedade:** O ambiente em casa, na escola e na sociedade pode afetar a forma como se trabalha e também os alimentos que se comem.

✓ **Factores psicológicos:** A depressão também pode levar à obesidade. Algumas pessoas recorrem à alimentação e à comida para reduzir o stress e aliviar os seus sentimentos e emoções. Para além disso, os antidepressivos também aumentam o risco de obesidade. Deixar de fumar é muito bom, mas deixar de fumar pode ser uma das causas da obesidade, mesmo em algumas pessoas leva à obesidade excessiva. Por isso, quando se deixa de fumar, deve prestar-se especial atenção à alimentação e ao exercício físico. Certos medicamentos, como os esteróides ou as pílulas anticoncepcionais, também aumentam o risco de obesidade nas pessoas.

Como prevenir a obesidade?

Nas últimas décadas, registou-se um aumento significativo da obesidade e das doenças relacionadas com a obesidade em todo o mundo. Por esta razão, muitos governos, sociedades e médicos dão ênfase a dietas saudáveis para ajudar a reduzir a obesidade. Como pessoa, pode prevenir o aumento de peso e a obesidade optando por um estilo de vida saudável. Desta forma, também pode obter ajuda do seguinte.

✓ Faça 20 a 30 minutos de exercício ligeiro todos os dias, como caminhar, nadar ou andar de bicicleta;

✓ Coma diariamente alimentos nutritivos, como frutas, legumes, cereais integrais e proteínas magras;

✓ Uma das causas mais importantes da obesidade são os alimentos ricos em gordura. Minimize o consumo de alimentos ricos em gordura e em calorias.

Que mudança de estilo e de comportamento na vida ajuda a perder peso?

Uma dieta saudável, juntamente com um programa de exercício e um aumento da atividade diária, ajudá-lo-á a aumentar o metabolismo do seu corpo e a tomar medidas para reduzir o seu excesso de peso. Além disso, ao identificar os factores prejudiciais à saúde e as causas da sua obesidade, o seu médico especialista ajudá-lo-á a livrar-se de qualquer ansiedade, depressão e alimentação emocional e a lidar com elas. As alterações do estilo de vida são uma forma ideal de perder peso nas crianças.

Que medicamento é adequado para a perda de peso?

Para além da dieta e do exercício, o seu especialista pode também prescrever medicamentos para o ajudar a perder peso. Os medicamentos são prescritos apenas quando os outros métodos de perda de peso não funcionaram e o seu IMC é igual ou superior a 27. Também pode utilizar comprimidos para emagrecer a parte superior do corpo sob a supervisão do seu médico.

Os medicamentos prescritos para a perda de peso impedem a absorção de gorduras ou suprimem e reduzem o apetite. Os medicamentos que utiliza para reduzir o seu peso podem ter efeitos secundários irreversíveis. Não se esqueça de tomar estes medicamentos com receita médica e de estar sob a supervisão do seu especialista no momento da utilização.

Cirurgias de perda de peso

Ao identificar as causas da obesidade, se necessário, pode recorrer-se à cirurgia para reduzir o peso. Estes tipos de cirurgias funcionam limitando a quantidade de alimentos que pode ingerir ou impedindo o seu corpo de absorver nutrientes e calorias, por vezes ambos. As cirurgias são muito pesadas e podem ter riscos graves.

Tratamento da obesidade com dieta

Existem muitos programas e dietas de emagrecimento que o podem ajudar a perder peso, mas antes de os seguir, deve certificar-se de que são adequados para si e de que não existem riscos envolvidos. De seguida, tentamos recordar-lhe alguns pontos importantes nesta matéria.

- ✓ **Contagem de calorias:** Para perder peso, precisa de ingerir menos calorias do que aquelas que queima. De facto, a forma mais fácil de perder peso é prestar atenção à quantidade de calorias que ingere;
- ✓ **Hidratos de carbono:** Seguir uma dieta pobre em hidratos de carbono e rica em proteínas;
- ✓ **Dietas à base de plantas:** Os alimentos à base de plantas, como frutas, legumes e cereais, são muito eficazes na perda de peso e fornecem-lhe todos os elementos de que necessita.

Exercício para tratar a obesidade

Depois de conhecer as causas da obesidade, é possível definir o melhor programa de actividades desportivas. No início, é preferível dedicar apenas 30 minutos por dia ao exercício e aumentar gradualmente a duração. Também se pode recorrer a exercícios para a obesidade da parte superior do corpo, que são a melhor ajuda para reduzir o excesso de peso nesta zona. O melhor exercício para a obesidade da parte superior do corpo é o exercício aeróbico, do qual mencionámos uma série de tipos.

- ✓ Corrida lenta;

✓ Andar de bicicleta;

✓ Andar a pé;

✓ Natação;

✓ Andar a alta velocidade.

Alimentos para ganhar peso. Os principais alimentos do plano de dieta para a obesidade

Os alimentos ricos em nutrientes e ricos em calorias são as melhores escolhas para ganhar peso. Em geral, para ganhar peso, é necessário ingerir uma grande quantidade dos três macronutrientes: proteínas, hidratos de carbono e gorduras (com um planeamento adequado, claro). Por outras palavras, a presença destes recursos no plano alimentar é necessária e essencial para engordar. Apresentamos agora alguns dos principais alimentos para engordar.

Leite

O leite fornece uma combinação de gordura, hidratos de carbono e proteínas; é também uma excelente fonte de vitaminas e minerais, incluindo cálcio. Uma vez que também tem boas proteínas, é uma escolha adequada para quem está a tentar construir músculo e ganhar peso.

Batidos de proteínas

Os batidos de proteínas podem ajudá-lo a ganhar peso de forma fácil e eficaz. Pode beber o batido depois da sua sessão de treino; porque é uma óptima refeição pós-treino para ganhar peso e músculo.

Arroz

Uma chávena de arroz contém cerca de 200 calorias e é também uma boa fonte de hidratos de carbono que o ajudarão a ganhar peso. Por isso, inclua o arroz no plano alimentar para engordar e coma-o ao lado de frango ou carne.

Carne vermelha

A carne vermelha é um dos melhores alimentos para a construção muscular do mundo. A carne vermelha é uma excelente fonte de proteína que ajuda a construir músculo porque contém leucina, um aminoácido que ajuda a estimular a síntese de proteína muscular. Quanto mais gorda for a carne, mais calorias lhe dará.

Manteigas de frutos secos e de sementes

O consumo regular de frutos secos ajuda a ganhar peso de forma saudável. Os frutos secos são um ótimo snack e podem ser adicionados a muitas refeições, incluindo saladas. Os frutos secos crus ou torrados a seco são os mais benéficos para a saúde. As manteigas de frutos secos feitas sem adição de açúcar ou óleos hidrogenados também podem ajudar. O único ingrediente destas manteigas devem ser os próprios frutos secos. A presença de frutos secos no plano alimentar é muito útil para ganhar peso.

Batatas e hidratos de carbono

Os hidratos de carbono saudáveis são uma excelente forma de obter nutrientes, calorias elevadas e aumentar as reservas de glicogénio muscular. Entre os hidratos de carbono muito bons estão os pães integrais, que são muito eficazes no ganho de peso; especialmente quando combinados com uma boa fonte de proteínas, como frango grelhado ou ovos.

Queijos e produtos lácteos

O queijo é uma excelente fonte de proteínas e rico em gorduras saudáveis. Agora que precisa de aumentar a sua ingestão de calorias, pode adicionar o queijo ao seu plano de dieta para a obesidade e desfrutar do seu excelente sabor.

Peixes

O salmão e outros peixes gordos são excelentes fontes de gorduras ómega 3 super saudáveis. Também fornecem proteínas de alta qualidade, que são essenciais para a construção muscular. Certifique-se de que utiliza o peixe na sua dieta para ganhar peso.

Frutos secos

Os frutos secos são ricos em calorias, fibras saudáveis e antioxidantes. Comer fruta seca é uma forma fácil de adicionar nutrientes e calorias à sua dieta de perda de peso.

Formas de prevenir a obesidade

Se for obeso, ou mesmo se não tiver excesso de peso, pode tomar medidas para evitar um aumento de peso pouco saudável e os problemas de saúde associados. Com exercício diário, uma dieta saudável e um compromisso a longo prazo de estar atento ao que come e bebe, conseguirá perder peso. Sugerimos que preste atenção às seguintes estratégias para prevenir a obesidade e manter o equilíbrio corporal:

- ✓ **Exercício físico regular;** Para evitar o aumento de peso, deve praticar 150 a 300 minutos de atividade física de intensidade moderada por semana. A atividade física moderada inclui caminhadas rápidas e natação;

- ✓ **Siga uma dieta saudável;** concentre-se em alimentos com poucas calorias e ricos em nutrientes, como frutas, legumes e cereais integrais. Evite gorduras saturadas e limite o consumo de doces e álcool. Coma três refeições regulares por dia com lanches limitados;
- ✓ **Reconhecer e evitar as armadilhas alimentares que provocam excessos; Tentar** fazer um diário e anotar o que come, quanto come, quando come, como se sente e se tem fome. Pode planear com antecedência e controlar os seus hábitos alimentares;
- ✓ **Controlar o seu peso regularmente;** as pessoas que se pesam pelo menos uma vez por semana têm mais sucesso na eliminação do excesso de peso. A monitorização do peso pode indicar-lhe se os seus esforços estão a resultar. Verificar o seu peso pode ajudá-lo a detetar um ligeiro aumento de peso antes que este se torne um grande problema;
- ✓ **Seja consistente;** Cumprir um programa de peso adequado durante a semana, aos fins-de-semana e entre férias maximiza as suas hipóteses de sucesso a longo prazo.

Para prevenir todos os tipos de obesidade, é necessário seguir uma dieta equilibrada e hipocalórica, juntamente com o consumo de nutrientes e o aumento da atividade física regular. Além disso, a gestão do stress e um sono adequado também desempenham um papel importante na prevenção da obesidade.

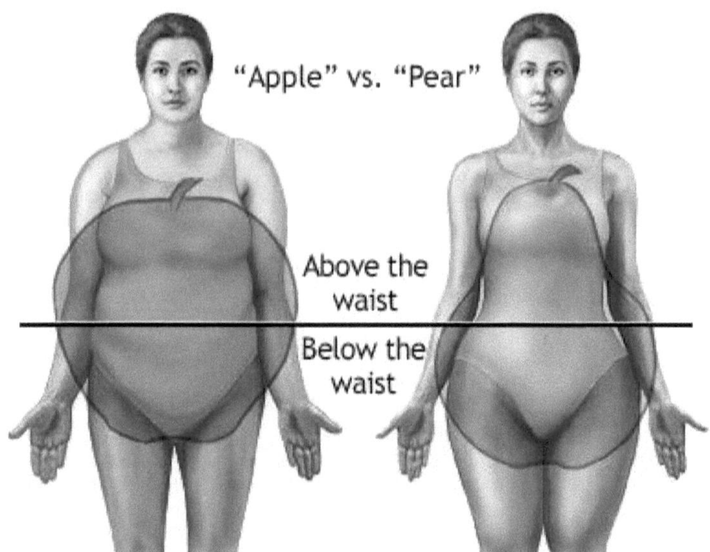

Figura 17. Obesidade - Sintomas e Causas

Formas de diagnosticar a obesidade

Para diagnosticar a obesidade, o médico efectua normalmente um exame físico e recomenda alguns testes. Estes testes geralmente incluem o seguinte:

✓ **Análise dos registos médicos**

O seu médico pode analisar o seu historial de peso, os seus esforços para perder peso, os seus hábitos de atividade física e de exercício, os seus padrões alimentares e o controlo do apetite, outras doenças que tenha, medicamentos, níveis de stress e outras questões relacionadas com a saúde. O seu médico pode também verificar o historial médico da sua família para ver se tem tendência para a obesidade.

✓ **Exame físico geral**

Este exame inclui a medição da altura, a verificação dos sinais vitais, como o ritmo cardíaco, a tensão arterial e a temperatura, a auscultação dos sons cardíacos e pulmonares e o exame do abdómen, e é eficaz para estabelecer um diagnóstico final.

✓ Calcular o IMC

O seu médico irá verificar o seu índice de massa corporal (IMC). Um IMC de 30 ou superior é considerado obeso. O seu IMC deve ser verificado pelo menos uma vez por ano, porque pode ajudar a determinar os riscos gerais para a saúde e os tratamentos adequados.

✓ Medição do perímetro da cintura

A gordura armazenada à volta da cintura, por vezes chamada gordura visceral ou gordura da barriga, pode aumentar o risco de doenças cardíacas e diabetes. Se o perímetro da cintura das mulheres for superior a 89 cm e o dos homens for superior a 102 cm, estes podem correr mais riscos de saúde do que as pessoas com um perímetro da cintura mais pequeno. Tal como acontece com as medições do IMC, o perímetro da cintura deve ser verificado pelo menos uma vez por ano.

✓ Análises ao sangue

As análises ao sangue podem incluir análises ao colesterol, análises à função hepática, glicemia em jejum, análises à tiroide, entre outras. É necessário efetuar estas análises porque a associação de algumas doenças com a obesidade, como a obesidade e o fígado gordo, é inevitável. A recolha de todas estas informações ajudá-lo-á a si e ao seu médico a saber quanto peso precisa de perder. Estes exames ajudá-lo-ão a tomar a decisão certa sobre a sua saúde.

Quais são as formas de tratar a obesidade?

O objetivo do tratamento da obesidade é atingir um peso saudável e manter esse peso. Isto irá melhorar a sua saúde geral e reduzir o risco de complicações relacionadas com a obesidade. Para compreender melhor e fazer alterações nos hábitos alimentares e de atividade, pode ser necessário consultar um grupo de profissionais, incluindo um nutricionista, um conselheiro comportamental ou um especialista em obesidade. O objetivo do tratamento inicial é normalmente uma perda de peso moderada; significa 5 a 10% do seu peso total. Isto significa que, se pesar 91 kg e for obeso de acordo com as normas do IMC, só precisa de perder cerca de 4,5 a 9 kg para recuperar a sua saúde. Todos os programas de perda de peso requerem mudanças nos hábitos alimentares e um aumento da atividade física. O tratamento certo para si depende da gravidade da sua obesidade, da sua saúde geral e da sua vontade de seguir um programa de perda de peso. Mas, em geral, as formas de tratar a obesidade incluem as seguintes:

✓ **Mudança de dieta**

Perder peso de forma consistente a longo prazo é a forma mais segura de perder peso. Isto só é possível com uma dieta adequada. É melhor evitar mudanças extremas e irrealistas na dieta, como as dietas radicais. Em vez disso, planeie comprometer-se com um programa abrangente de perda de peso durante pelo menos seis meses e uma fase de manutenção desse programa durante pelo menos um ano para aumentar as suas hipóteses de sucesso na perda de peso. As mudanças na dieta para tratar a obesidade incluem:

✓ Reduzir as calorias, a chave para perder peso é reduzir a ingestão de calorias. A quantidade habitual é de 1200 a 1500 calorias para as mulheres e de 1500 a 1800 calorias para os homens;

✓ Sentir-se menos cheio; Alguns alimentos como sobremesas, doces, gorduras e alimentos processados contêm muitas calorias numa pequena porção. Ao comer mais alimentos com menos calorias, reduzirá a fome, ingerirá menos calorias e sentir-se-á melhor com a sua refeição, o que o ajudará a sentir-se mais satisfeito em geral;

✓ Escolhas mais saudáveis: Coma mais alimentos de origem vegetal, como frutas, legumes e hidratos de carbono integrais, para tornar a sua dieta geral mais saudável. Além disso, dê ênfase às fontes de proteínas magras, como feijão, lentilhas e soja, e às carnes magras. Tente incluir peixe duas vezes por semana na sua dieta. Limite o sal e o açúcar;

✓ Cuidado com a perda de peso rápida; Pode ser enganado por dietas populares que prometem uma perda de peso rápida e fácil. A verdade é que não existem alimentos mágicos ou curas rápidas. As dietas comuns podem ajudar a curto prazo; mas os resultados a longo prazo são melhores do que outras dietas.

Pode perder peso com uma dieta radical; mas ao parar a dieta, é provável que ganhe peso depois de perder peso. Para perder peso e mantê-lo, é necessário adotar hábitos alimentares saudáveis que possam ser mantidos ao longo do tempo.

Desportos e actividades

O aumento da atividade física ou do exercício é uma parte essencial do tratamento da obesidade. A maioria das pessoas que conseguem manter a sua perda de peso durante mais de um ano faz exercício regularmente e até dá passeios regulares. As pessoas com obesidade devem praticar, pelo menos, 150 minutos de atividade física moderada por semana para evitar um maior aumento de peso. Para conseguir uma perda de peso significativa, pode ser necessário fazer 300 minutos ou mais de exercício físico por semana. Embora o exercício aeróbico regular seja a forma mais eficaz de queimar calorias e perder o excesso de peso, qualquer movimento extra também ajuda a queimar calorias. Fazer mudanças simples ao longo do dia pode ter muitos benefícios para si, tais como:

- ✓ Estacionar longe das entradas das lojas;
- ✓ Arrumação da casa;
- ✓ Jardim;
- ✓ Levantar-se e mexer-se, utilizar um pedómetro, etc.

O exercício e a atividade física regular são uma das formas mais eficazes de tratar a obesidade, pois ajudam a perder peso e a mantê-lo, aumentando o consumo de energia e melhorando o metabolismo. A combinação de exercício aeróbico, como caminhar e correr, com treino de força pode queimar gordura e fortalecer os músculos, melhorando assim a saúde geral do corpo.

Alterações comportamentais para tratar a obesidade

Um programa de modificação do comportamento ajudá-lo-á a mudar o seu estilo de vida, a perder peso e a mantê-lo. As acções incluem examinar os seus hábitos actuais para descobrir que factores, stressores ou condições podem estar a contribuir para a sua obesidade. Todas as pessoas são diferentes e têm diferentes obstáculos ao controlo do peso, como a falta de tempo para fazer exercício ou comer tarde da noite.

Modificar os seus comportamentos para responder às suas preocupações individuais. A modificação do comportamento, por vezes designada por terapia comportamental, pode incluir: Aconselhamento; Falar com um profissional de saúde mental pode ajudá-lo a resolver problemas emocionais e comportamentais relacionados com a alimentação. A terapia pode ajudá-lo a compreender porque é que come em excesso e a aprender formas saudáveis de lidar com a ansiedade. Também pode aprender a gerir a sua dieta e atividade, compreender os estímulos alimentares e lidar com os desejos de comida.

Cirurgia de emagrecimento

Em algumas pessoas, a cirurgia de perda de peso é uma opção para perder peso. A cirurgia de perda de peso reduz a quantidade de alimentos que pode ingerir, a absorção de alimentos e calorias, ou ambos. Embora a cirurgia de perda de peso ofereça a melhor hipótese de perder a maior quantidade de peso, pode acarretar riscos graves.

A cirurgia de perda de peso pode ser adequada para si; Se:
- ✓ Já tentou outros métodos para perder peso e não teve sucesso;
- ✓ É gravemente obeso (o seu IMC é igual ou superior a 40);
- ✓ O seu IMC é de 35 a 39,9 e tem também um problema grave relacionado com o peso, como diabetes ou hipertensão arterial, etc.

A cirurgia de perda de peso pode ajudar algumas pessoas a perder 35% ou mais do seu excesso de peso corporal. Mas a cirurgia de perda de peso não é uma cura milagrosa para a obesidade. O sucesso da perda de peso após a cirurgia depende do seu empenho em fazer mudanças ao longo da vida nos seus hábitos alimentares e de exercício. Os tipos de cirurgias de perda de peso incluem:
- ✓ Cirurgia de bypass gástrico;
- ✓ Banda gástrica ajustável laparoscópica (LAGB);
- ✓ Cirurgia de manga gástrica;
- ✓ Desvio biliopancreático com switch duodenal.

Quem são os candidatos à cirurgia de perda de peso?

Durante décadas, os especialistas recomendaram que os adultos candidatos à cirurgia de perda de peso tivessem um IMC de pelo menos 35. No entanto, nas diretrizes de 2018, a Sociedade Americana de Cirurgia Metabólica e Bariátrica (ASMBS) aprovou a cirurgia de perda de peso para adultos com um IMC de 30 a 35. De acordo com este relatório, aqueles que são candidatos à cirurgia para perda de peso são:

✓ Têm doenças associadas, nomeadamente diabetes de tipo 2;

✓ Não obtiveram resultados duradouros com tratamentos não cirúrgicos, tais como modificações na dieta e no estilo de vida.

É claro que é importante mencionar que o médico nutricionista determinará se tem a possibilidade de ser operado ou não através da realização de diferentes exames. De facto, tudo depende da opinião do seu médico.

Outros tratamentos para a obesidade

O bloqueio do nervo vago é outro tratamento para a obesidade. Envolve a implantação de um dispositivo sob a pele do abdómen que envia impulsos eléctricos alternados para o nervo vago abdominal, que é eficaz na sensação de saciedade. Esta nova tecnologia recebeu a aprovação da FDA em 2014 para adultos que não conseguiram perder peso com um programa de perda de peso e têm um IMC entre 35 e 45, juntamente com pelo menos uma doença relacionada com a obesidade, como a diabetes tipo 2.

Prevenir o aumento de peso após o tratamento da obesidade

Infelizmente, independentemente dos tratamentos para a obesidade que experimente, é comum voltar a ganhar peso. Se estiver a tomar medicamentos para perder peso, é provável que volte a ganhar peso quando deixar de os tomar. Se continuar a comer em excesso, pode tornar-se obeso mesmo após a cirurgia de perda de peso. Uma das melhores formas de evitar recuperar o peso perdido é ser fisicamente ativo. Procure fazer 45 a 60 minutos de atividade física diariamente. Fale com o seu médico sobre actividades adicionais enquanto perde peso. Poderá ter de estar sempre atento ao seu peso. Combinar uma dieta saudável e mais atividade de uma forma prática e sustentável é a melhor forma de manter o peso perdido a longo prazo. Além disso, encontre um estilo de vida saudável que possa manter durante muito tempo.

Estilo de vida e remédios caseiros para a obesidade

A educação sobre a obesidade ajuda-o a saber mais sobre a obesidade e as suas complicações. Poderá sentir-se mais em controlo e cumprir o seu plano de tratamento. Leia livros de autoajuda com boa reputação e discuta-os com o seu médico ou terapeuta. Estabeleça objectivos realistas para si próprio. Estabeleça objectivos diários ou semanais para o exercício e a perda de peso. Em vez de fazer dietas irrealistas e de curto prazo, faça pequenas alterações na sua alimentação. Explique as condições do seu apoio à família ou aos amigos. Envolva a sua família e amigos nos seus objectivos de perda de peso. Peça aos seus amigos que o ajudem a perder peso e o encorajem.

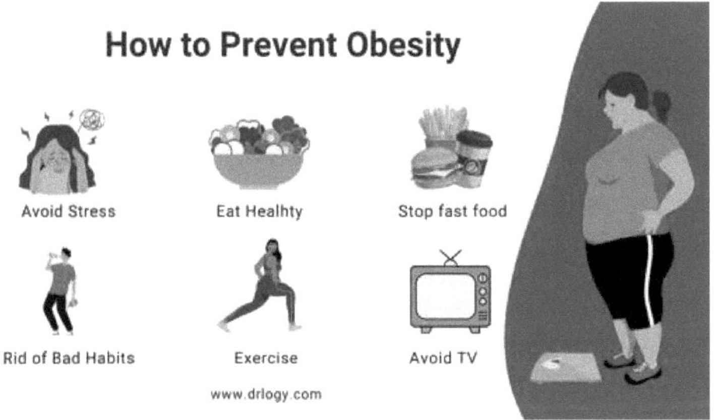

Outra forma de tratar a obesidade em casa é registar a sua alimentação e atividade. Este registo pode ajudá-lo a acompanhar o progresso da sua perda de peso e a ver os seus sucessos. Pode utilizar o seu relatório para acompanhar outros parâmetros de saúde importantes, como a tensão arterial e os níveis de colesterol e a condição física geral. Pratique dizer não à comida de plástico e às grandes refeições. Coma quando tiver realmente fome; não apenas quando o relógio disser que está na hora de comer. Além disso, se estiver a tomar medicamentos para perder peso ou medicamentos para tratar doenças relacionadas com a obesidade, como a tensão arterial elevada ou a diabetes, tome-os exatamente como indicado. Fale com o seu médico se tiver dificuldade em seguir um regime de medicação ou se tiver efeitos secundários desagradáveis.

12 razões para a obesidade lateral e abdominal nas palavras de um médico especialista em diabetes e metabolismo
Há muitas razões que afectam a quantidade de gordura na virilha e no abdómen. De seguida, vamos analisar 12 razões:

Os alimentos e as bebidas cheios de açúcar são uma das causas da obesidade abdominal.
Muitas pessoas consomem mais do que o limite diário de açúcar. Os alimentos cheios de açúcar, como os bolos, os doces, as bebidas doces, como os refrigerantes e os sumos, estão cheios de açúcar. Vários estudos mostram que existe uma relação direta entre o consumo elevado de açúcar e a obesidade abdominal. Este facto deve-se em grande parte ao elevado teor de frutose dos açúcares adicionados. A investigação mostra que o efeito que as calorias dos líquidos têm no apetite é diferente das calorias

dos alimentos sólidos. Por outras palavras, as calorias dos alimentos sólidos são mais saciantes do que as calorias das bebidas. Fornecer a quantidade de calorias necessárias ao organismo através da ingestão de líquidos não torna desnecessário o consumo de outros alimentos, o que favorece o aumento da obesidade.

As bebidas alcoólicas e a causa da obesidade abdominal.

O consumo elevado de bebidas alcoólicas aumenta o risco de inflamação e de outras doenças do fígado. As bebidas alcoólicas interrompem o processo de queima de gordura e a maior parte da gordura é armazenada no estômago. Estudos demonstram que a probabilidade de obesidade abdominal nos homens que consomem mais de três bebidas alcoólicas por dia é 80% superior à dos que consomem uma quantidade menor de bebidas alcoólicas.

Gorduras trans

As gorduras trans são as gorduras mais prejudiciais à saúde do mundo. As gorduras trans são frequentemente utilizadas para prolongar o prazo de validade dos alimentos embalados, como bolos e bolachas. As gorduras trans causam inflamação em diferentes partes do corpo e o resultado destas inflamações é a resistência à insulina, doenças cardíacas e outros problemas.

Dietas pobres em proteínas

A ingestão de proteínas suficientes é um dos factores mais importantes na prevenção do aumento de peso, pois faz com que se sinta mais saciado, reduzindo assim a ingestão de calorias. Por outro lado, uma dieta pobre em proteínas pode causar obesidade abdominal a longo prazo. Vários estudos observacionais mostram que o consumo de mais proteínas reduz a probabilidade de obesidade abdominal.

A inatividade é uma das causas mais importantes da obesidade abdominal

A inatividade é uma das causas mais importantes de doenças e problemas para a saúde das pessoas. Num dos estudos realizados entre 1988 e 2010 nos Estados Unidos, uma diminuição significativa da mobilidade levou a um aumento do peso e do perímetro abdominal, tanto nos homens como nas mulheres.

Menopausa

A obesidade abdominal é muito comum durante a menopausa. Durante a puberdade, a hormona estrogénio envia sinais ao corpo e faz com que a gordura seja armazenada nas ancas e nas coxas das mulheres para que estas estejam preparadas para a gravidez. Estas gorduras não são prejudiciais, mas em alguns casos podem ser muito difíceis de dissolver. Algumas mulheres sofrem de obesidade abdominal mais do que outras durante este período. Este problema pode estar relacionado com a genética ou com a idade em que a menopausa começa. Quanto mais jovens as mulheres entrarem na menopausa, menor será a probabilidade de desenvolverem obesidade abdominal.

Bactérias nocivas no intestino

Centenas de tipos de bactérias vivem no intestino, especialmente no intestino grosso. Enquanto algumas destas bactérias podem ser benéficas para a saúde, outras têm efeitos negativos na saúde de uma pessoa. As bactérias do intestino são também conhecidas como flora intestinal ou microbioma. A saúde intestinal é essencial para ter um sistema imunitário saudável e evitar doenças. O desequilíbrio das bactérias no intestino aumenta o risco de doenças como as bactérias do intestino, bem como a possibilidade de aumento de peso e obesidade no abdómen.

Consumo de sumos de fruta

Os sumos são bebidas carregadas de açúcar disfarçadas. Mesmo os sumos 100% naturais que não têm adição de açúcar são ricos em açúcar. 250 ml de sumo de maçã e cola contêm ambos 24 gramas de açúcar. Embora os sumos de fruta contenham muitas vitaminas e minerais, a frutose neles contida pode aumentar a resistência à insulina e a obesidade abdominal.

O efeito da hormona cortisol na obesidade abdominal

O cortisol é uma hormona essencial à vida. Esta hormona, que é segregada pelas glândulas supra-renais, é conhecida como "hormona do stress". Infelizmente, a secreção elevada desta hormona provoca um aumento de peso, especialmente na zona abdominal. Em muitas pessoas, o stress provoca excessos alimentares. O cortisol faz com que a gordura seja armazenada apenas no abdómen em vez de ser espalhada por todo o corpo. É interessante saber que as mulheres que têm uma maior proporção entre o abdómen e as ancas, segregam mais cortisol no seu corpo durante períodos de stress.

Dieta pobre em fibras

Alguns tipos de fibra desempenham um papel na criação de uma sensação de saciedade, impedindo o aumento das hormonas da fome e reduzindo a absorção de calorias dos alimentos. Num estudo que incluiu 1.114 homens e mulheres, o consumo de fibras solúveis foi capaz de ajudar a reduzir a gordura abdominal. Cada aumento de 10 gramas no consumo de fibra solúvel pode reduzir a acumulação de gordura no abdómen em 3,7%.

Obesidade genética

Os genes desempenham um papel importante na obesidade. A obesidade abdominal é parcialmente influenciada pela genética. Os genes desempenham um papel na regulação dos receptores de cortisol e de leptina. Os receptores de leptina regulam a ingestão de calorias e o peso.

Sono insuficiente

As perturbações do sono também podem causar aumento de peso. Um dos distúrbios mais comuns é a apneia do sono. Nesta situação, durante a noite, a pessoa sofre uma interrupção da respiração várias vezes. Isto deve-se ao facto de as vias respiratórias da garganta estarem bloqueadas por tecidos moles.

Diga olá à saúde tratando a obesidade.

Todos os tipos de obesidade afectam a sua saúde. Por isso, se o seu índice de massa corporal indicar obesidade, é melhor começar a perder peso e a fazer um tratamento em casa mais cedo ou procurar ajuda de um médico especializado em perda de peso.

Como é que a obesidade é tratada?

O objetivo do tratamento da obesidade é que a pessoa tenha uma perda de peso inicial de 5-10% no prazo de 6 meses e, após esta fase, o peso perdido estabilize nos 6 meses seguintes. É de salientar que um dos erros mais comuns é considerar o peso ideal como o objetivo principal. A definição de objectivos errados provoca stress e expectativas desajustadas para a pessoa e a utilização de dietas não padronizadas provoca efeitos secundários adversos e a desistência da pessoa de acções futuras, bem como a redução da eficácia das acções subsequentes.

Embora saibamos que a perda de peso deve ser lógica, gradual e acompanhada de um plano a longo prazo. Assim, está provado que os programas de curto prazo combinados com uma grande perda de peso estão associados ao insucesso do tratamento. O tratamento da obesidade é complexo e variável e depende do estado de cada pessoa, do seu peso e do seu estado de saúde geral.

Basicamente, um programa de perda de peso eficaz deve incluir o seguinte:

* Alterações alimentares;
* Desporto;
* Modificação do comportamento.

Para além dos casos acima referidos, nos casos necessários, também se pode recorrer à prescrição de medicamentos adequados ou a cirurgias bariátricas. Naturalmente, as cirurgias bariátricas podem ser normalmente utilizadas em casos de obesidade grave ou moderada com a presença de factores de risco. Em cada pessoa, o programa de estilo de vida adequado deve ser ajustado de acordo com as suas condições pessoais, sociais e profissionais, porque um método pode ser eficaz numa pessoa, mas não noutra.

Mas, em geral, a base de um programa de perda de peso deve assentar em duas estratégias principais: Uma dieta com redução de calorias e um programa de atividade física regular. Nas pessoas com obesidade mórbida, o cumprimento dos objectivos deve ser orientado e acompanhado por uma equipa de profissionais competentes.

Dieta, atividade física e estilo de vida

O sucesso do tratamento da obesidade e da perda de peso não acontece sem mudanças na dieta e no estilo de vida. Qualquer pessoa diagnosticada com obesidade pode esperar perder peso quando consegue fazer alterações nos seus hábitos alimentares e aumentar a sua atividade física. Deve ter-se sempre em conta que a perda de peso lenta e constante durante um longo período de tempo é considerada a forma mais segura e eficaz de perder peso e de se livrar dele. Todas as pessoas obesas podem ver melhorias na sua saúde mesmo perdendo um pouco de peso. Para as pessoas com obesidade crónica, uma perda de peso moderada (5-10%) pode ser suficiente para produzir alterações positivas no estado de saúde, como a redução da pressão arterial, dos lípidos no sangue e do açúcar no sangue.

Dieta

Embora as dietas recomendadas para a perda de peso tenham muito em comum, não existe um plano de dieta que funcione para toda a gente que está a tentar perder peso e melhorar a sua saúde. As necessidades e preferências alimentares das pessoas são diferentes e, naturalmente, o tipo de nutrição de uma pessoa pode ser diferente e dita única em comparação com outras pessoas. O número exato de calorias que uma pessoa deve ingerir diariamente é determinado pela equipa de tratamento, que tem em conta o nível de atividade e o metabolismo geral da pessoa.

Em resumo, existem algumas diretrizes gerais para a perda de peso, incluindo as seguintes

- ✓ Coma frutas, legumes, cereais integrais e, em geral, alimentos que contenham muita fibra. Estes compostos têm menos calorias, mas têm mais volume e são saciantes. Por isso, é melhor usá-los em vez de alimentos com alta densidade energética, mas de baixo valor nutricional (como doces e alimentos rápidos ou processados);

- ✓ Refeições: Em vez de comer pequenas refeições, como duas ou três refeições por dia, é melhor comer a mesma quantidade de alimentos em refeições mais pequenas;
- ✓ Refrigerantes: Consuma menos bebidas com açúcar, como refrigerantes, bebidas energéticas, sumos industriais, cervejas de malte e líquidos aromatizados embalados. Certifique-se de que verifica o rótulo destes ingredientes, uma vez que muitas bebidas comerciais contêm quantidades elevadas de açúcar. Lembre-se sempre desta importante recomendação de que a água, como a bebida mais saudável, substitui as bebidas gaseificadas e doces.

Um dos pontos mais importantes na escolha de um plano de dieta é a capacidade de o manter a longo prazo. Não confie nos anúncios de dietas de ação rápida que são capazes de reduzir o seu peso num curto período de tempo. Uma dieta adequada geralmente reduz o peso lentamente, mas este efeito será mais permanente. Uma boa dieta deve ter as seguintes caraterísticas

- ✓ Ao mesmo tempo que restringe a ingestão de calorias, não deve faltar nutrientes essenciais para o organismo;
- ✓ Não causar muitas despesas para a família;
- ✓ Pode ser feita e preparada a partir de alimentos disponíveis, sazonais e locais, tendo em conta as preferências de cada um. As dietas difíceis que incluem alimentos exóticos não duram muito tempo e são aborrecidas.

Atividade física

A atividade física regular é uma parte essencial do tratamento da obesidade. O exercício e a atividade física têm muitos benefícios, um dos quais é a perda de peso e a boa forma física. Um regime de exercício eficaz deve começar lentamente e incluir programas de exercício ligeiro e tornar-se gradualmente mais intenso e mais longo ao longo do tempo, aumentando gradualmente a força e a resistência da pessoa. As pessoas obesas devem seguir as recomendações do seu médico relativamente à quantidade de exercício que devem fazer por semana.

Deve consultar o seu médico para começar a fazer exercício. Nalguns doentes, como pessoas com diabetes e hipertensão arterial ou doentes cardíacos, é necessário efetuar determinados exames médicos antes de iniciar o programa de exercício. No início, um programa simples como uma caminhada diária pode ser suficiente. A regra geral é fazer, pelo menos, 150 minutos de atividade física de intensidade moderada (como uma caminhada rápida, jogging ou jardinagem) por semana.

O modo recomendado para 150 minutos de atividade por semana é fazê-lo todos os dias da semana, ou seja, 20 a 25 minutos por dia. Mas fazer esta atividade em tempos mais curtos ou mais longos também é útil, e uma pessoa pode atingir o limite recomendado durante o dia em tempos curtos e com mais frequência (por exemplo, durante 10 minutos e duas vezes por dia). A realização de exercícios com pesos e os chamados exercícios "estáticos", embora sejam valiosos em termos de saúde, podem ser prejudiciais em alguns doentes especiais e devem ser iniciados com a opinião de um médico. É de salientar que não é necessário fazer exercício fora de casa e que estes movimentos podem ser efectuados em casa.

Programas de modificação do comportamento e de psicoterapia

Em algumas pessoas, os seus comportamentos obsessivos ou o stress interno e a ansiedade manifestam-se como comportamentos alimentares indesejados e inconscientes. Por conseguinte, para muitas pessoas obesas, a perda de peso não é conseguida apenas com uma dieta saudável e exercício físico regular e, nestas pessoas, para se ter sucesso no controlo do peso, para além dos métodos de tratamento como a dieta e as mudanças de estilo de vida, devem ser considerados outros aspectos. O comportamento de obesidade também deve ser considerado.

A terapia comportamental como parte de um programa de controlo de peso pode incluir o seguinte

- ✓ Dirigir o tratamento comportamental e cognitivo individual em sessões de aconselhamento;
- ✓ Participação em aulas e programas educativos e reuniões de apoio sob a forma de grupos conjuntos com doentes que têm preocupações semelhantes.

Terapêutica medicamentosa

Se os métodos de tratamento como a dieta e as alterações do estilo de vida não forem bem sucedidos, pode ser necessário utilizar medicamentos para emagrecer juntamente com métodos de tratamento como a dieta e as alterações do estilo de vida. Uma pessoa obesa deve preencher determinados critérios para ser considerada candidata a medicamentos para emagrecer e deve ser monitorizada por um especialista enquanto os toma.

Ao determinar se uma pessoa se qualifica para a perda de peso, os especialistas analisam alguns aspectos, incluindo os seguintes

- ✓ Índice de massa corporal: Em geral, para ser prescrito um medicamento para tratar a obesidade, uma pessoa deve ter um índice de massa corporal superior a 30 ou superior a 27 com complicações relacionadas com a obesidade (como diabetes tipo 2, hiperlipidemia ou tensão arterial elevada);

✓ Qualquer outro medicamento tomado pela pessoa que possa interferir com os medicamentos para perda de peso;

✓ Contra-indicações (como gravidez ou historial de alguns tipos de perturbações alimentares);

✓ Efeitos secundários e riscos potenciais do medicamento em comparação com os seus benefícios;

✓ História da saúde e das doenças do indivíduo.

Cirurgia bariátrica

A cirurgia para perda de peso (também designada por cirurgia bariátrica) é outra opção para tratar a obesidade. No entanto, os métodos invasivos e cirúrgicos são normalmente reservados para pessoas que não responderam a alterações alimentares, atividade física, alterações comportamentais e de estilo de vida.

Tal como acontece com os medicamentos sujeitos a receita médica, uma pessoa deve cumprir determinados critérios para ser considerada candidata a uma cirurgia de perda de peso. A Associação Americana de Cirurgia Metabólica e Bariátrica recomenda que uma pessoa deve cumprir os seguintes critérios para ser candidata a uma cirurgia bariátrica:

✓ A obesidade mórbida (IMC igual ou superior a 40) ou o IMC igual ou superior a 35 com uma perturbação médica relacionada com o peso (comorbilidade), como a diabetes tipo 2 ou a hipertensão arterial, tratadas com outros métodos, incluindo alterações na alimentação e no estilo de vida, medicação e modificação do comportamento, não podem reduzir o seu peso.

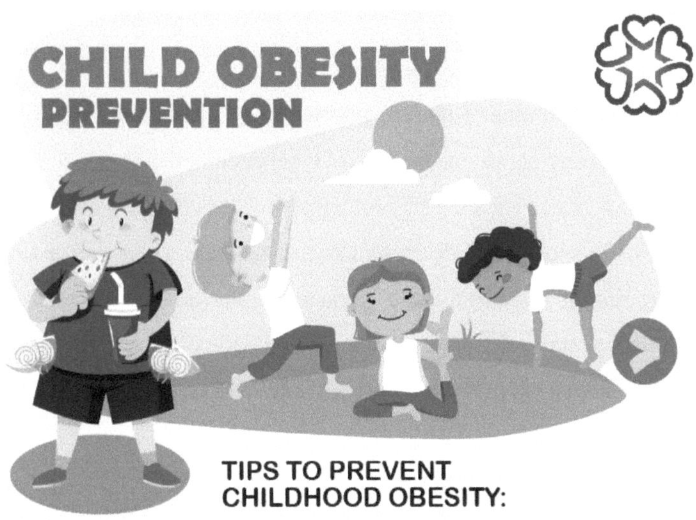

Figura 19. Como prevenir a obesidade infantil

Além disso, uma pessoa que procura uma cirurgia bariátrica deve fazer alterações a longo prazo na sua dieta e estilo de vida para que os resultados desta cirurgia sejam bem sucedidos. Existem vários tipos de cirurgia que podem ajudar na perda de peso, mas a maioria das cirurgias tem como objetivo limitar a quantidade de espaço no estômago, a má absorção ou uma combinação de ambos. Deve ter-se sempre em atenção que, após a cirurgia bariátrica, deve ser continuado um estilo de vida saudável, incluindo a utilização de uma dieta adequada e a prática de atividade física, caso contrário, o peso perdido voltará.

Por último, para as pessoas obesas, as opções de tratamento começam normalmente com alterações na dieta e no estilo de vida, passando depois para a modificação comportamental e para a medicação para perda de peso. Se estas medidas não forem bem sucedidas, pode ser considerada a cirurgia bariátrica, se estiverem reunidos determinados critérios. Existem prós e contras em cada abordagem. Mas deve ter-se sempre em atenção que o que é útil para uma pessoa pode não o ser para outra.

Qual é a causa da obesidade abdominal?

A obesidade abdominal é um dos problemas que podem ser observados tanto em homens como em mulheres, independentemente do género, e, claro, em diferentes idades. Este problema pode ter um efeito negativo nas pessoas, não só em termos de aparência, mas também em termos de saúde, pelo que prestar atenção a ele e tentar encontrar a causa da obesidade abdominal e tentar melhorar e reduzir a quantidade de gordura acumulada no abdómen deve ser uma das prioridades de cada pessoa.

Tipos de obesidade abdominal

A obesidade abdominal refere-se a qualquer tipo de aumento de peso que ocorre na parte média do corpo, ou seja, na zona abdominal, que se divide em dois tipos de gordura subcutânea e gordura abdominal visceral.

Gordura subcutânea

A gordura subcutânea, como o nome sugere, está localizada logo abaixo da superfície da pele e constitui cerca de 90% da gordura corporal total. A gordura sob a pele é macia, pelo que pode ser facilmente agarrada entre os dedos. Este tipo de gordura encontra-se normalmente à volta das coxas e do abdómen. A gordura subcutânea desempenha um papel fundamental no funcionamento do corpo, como por exemplo, fornecendo almofadas à volta dos órgãos, ossos e músculos e ajudando a regular a temperatura corporal.

Gordura visceral

A gordura visceral constitui os restantes 10% da gordura corporal total, que não pode ser tocada ou vista e está localizada nas partes internas do corpo, incluindo à volta do coração, rins, intestinos, estômago e fígado. A gordura visceral, se se tornar excessiva e não prestar atenção à sua redução, pode causar problemas como diabetes, pressão arterial, aumento de peso, colesterol elevado para uma pessoa, todos estes factores podem levar a problemas maiores, como uma pessoa que sofre de doenças cardiovasculares, diabetes tipo 2 e acidente vascular cerebral.

Tratamento da obesidade abdominal com a medicina tradicional

Existem várias soluções na medicina tradicional para o tratamento da obesidade abdominal, que podem ser mencionadas como a utilização de plantas medicinais, a acupunctura, a fanoterapia e a massagem. Entre as ervas utilizadas para tratar a obesidade abdominal estão a soja, o chá verde e os probióticos, cada um dos quais com propriedades benéficas para derreter a gordura abdominal. Naturalmente, a eficácia destes produtos duplicará se forem combinados com uma dieta saudável e um programa de exercício físico.

A terapia do sopro é uma das outras estratégias recomendadas pela medicina tradicional para o tratamento da obesidade abdominal. Se já reparou, a quantidade de gordura abdominal aumenta à medida que as pessoas envelhecem, o que se deve em parte a uma má circulação sanguínea e a um fornecimento de sangue deficiente às células e aos órgãos. Ao abrir os capilares, eliminando a estagnação do sangue, a terapia do ar leva oxigénio fresco a diferentes partes do corpo, o que provoca um maior crescimento, reparação e metabolismo, e ao decompor a gordura, especialmente a gordura visceral, elimina-a do corpo.

A acupunctura também pode inverter a obesidade, aumentando o metabolismo, reduzindo o apetite e o stress. A massagem terapêutica é outra solução para o tratamento da obesidade abdominal na medicina tradicional, que por si só não irá reduzir a celulite, reduzir a gordura abdominal ou encolher as coxas, mas sim fortalecer e melhorar as questões laterais que são eficazes no aumento de peso, incluindo a redução do stress e a redução das dores musculares. Ajudá-lo a manter uma dieta equilibrada e a praticar exercício físico regular ajudá-lo-á a perder peso.

A causa da obesidade abdominal nas pessoas magras

É melhor lembrar que ser magro nem sempre significa ter uma vida saudável e que algumas pessoas magras também podem sofrer de obesidade abdominal. Uma das razões para a gordura da barriga é um estilo de vida sedentário. Mesmo as pessoas magras podem passar muito tempo em frente à televisão ou em frente ao ecrã do computador, o que pode fazer com que o excesso de gordura se instale no abdómen. Uma dieta rica em alimentos processados também pode causar gordura na barriga, mesmo em pessoas magras. Mesmo que o metabolismo do corpo de uma pessoa possa ser regulado pelos alimentos que ingere, para que não ganhe peso em geral, muitas gorduras processadas tendem a ser armazenadas no estômago de quem as consome, independentemente do seu tamanho total.

A obesidade abdominal também pode ser observada em mulheres magras que passaram por uma gravidez e por um parto por cesariana, porque a tensão que ocorre no abdómen destas mulheres depois de carregarem um bebé leva ao enfraquecimento dos músculos abdominais e, embora em pequena quantidade, podem criar um local para a acumulação de gordura.

A menopausa e as alterações hormonais subsequentes nas mulheres também levam à transferência de alguma gordura das coxas para o abdómen e, mesmo durante este período, o corpo começa a armazenar mais gordura do que antes e provoca uma barriga grande em pessoas magras.

Que alimentos provocam a gordura da barriga?

O consumo excessivo de alimentos processados e de alimentos ricos em açúcar são causas comuns de aumento de peso e obesidade. Estes tipos de alimentos podem reduzir o metabolismo do corpo e dificultar os esforços do organismo para reduzir a quantidade de gordura produzida. As gorduras trans presentes em muitos alimentos, incluindo fast food e produtos de pastelaria, como bolachas e biscoitos, também podem causar inflamação e levar à obesidade. Entre os alimentos que causam obesidade abdominal nas pessoas, podem ser mencionados os seguintes:

As bebidas gaseificadas, como os refrigerantes, podem causar inchaço no estômago e aumento do estômago. Por outro lado, o açúcar contido nestas bebidas pode afetar doenças como a diabetes, problemas digestivos e problemas de tiroide.

O consumo constante de açúcares artificiais pode levar a pessoa a sofrer de outras doenças, como a tensão arterial, para além da obesidade abdominal. Os produtos lácteos, como gelados, batidos e chocolates de leite, também são prejudiciais à saúde e provocam uma barriga grande nas pessoas. Outros alimentos que fazem com que as pessoas tenham uma barriga grande incluem bebidas alcoólicas, sumos, produtos salgados e salgados, refeições congeladas ou snacks, como nuggets ou batatas fritas, e carnes processadas, como salsichas e hambúrgueres.

O arroz provoca gordura na barriga?

Naturalmente, comer qualquer tipo de alimento natural e saudável é necessário e essencial para o corpo, mas quando o seu consumo é excedido, pode causar problemas de saúde. O arroz é um dos alimentos ricos em hidratos de carbono, com baixo teor de gordura e açúcar, fácil de digerir, sem glúten e uma boa fonte de vitaminas B, pelo que, após uma atividade pesada, se consumir arroz, pode facilmente perder a energia fornecida ao corpo. Por outro lado, devido ao elevado teor de hidratos de carbono do arroz e ao seu elevado índice glicémico, ao consumir arroz, o nível de açúcar no sangue e, em seguida, o nível de insulina do corpo aumentam. E se a pessoa não for fisicamente ativa, a insulina segregada pelo pâncreas armazena a quantidade de glicose ou o excesso de açúcar no sangue como energia ou gordura nas células, o que, se usado excessivamente, pode levar à acumulação de gordura no abdómen e à obesidade abdominal.

Que deficiência vitamínica causa a gordura da barriga?

Muitos de nós pensamos que, se seguirmos uma dieta saudável ou fizermos exercício físico regular, podemos desfrutar de uma barriga lisa para o resto das nossas vidas, embora todos os factores mencionados tenham um grande impacto na manutenção da nossa saúde, mas, por vezes, mesmo com o cumprimento. A quantidade de calorias consumidas e a quantidade de atividade corporal padrão durante o dia também nos fazem sofrer de obesidade abdominal. Um dos estudos realizados a este respeito mostra que a falta de vitamina D no corpo está diretamente relacionada com a quantidade de obesidade abdominal, e aqueles que têm pouca vitamina D no corpo sofrem de obesidade abdominal. Nestes estudos, foi demonstrado que, nas mulheres, tanto a gordura corporal total como a gordura abdominal estão associadas a níveis baixos de vitamina D, mas esta tem o maior efeito no aumento da gordura abdominal. Nos homens, os baixos níveis de vitamina D estão também significativamente associados à gordura no fígado e no abdómen.

Formas de eliminar a gordura do ventre

Perder peso, especialmente derreter a gordura da barriga, melhora a qualidade do sono das pessoas, melhorando a função dos vasos sanguíneos, por outro lado, derreter a gordura visceral do corpo tem muitos benefícios para a saúde do corpo, como evitar que uma pessoa sofra de certas doenças, como diabetes, doenças cardíacas. Previne a doença vascular Entre as formas de eliminar a obesidade abdominal, podem ser mencionadas as seguintes: Tentar limitar os alimentos ricos em hidratos de carbono na sua dieta, em vez de limitar os alimentos gordos. Em vez de pensar em fazer dieta e reduzir as suas refeições, tente manter um plano de refeições bom e saudável. Por exemplo, passe de alimentos ricos em hidratos de carbono e açúcar, mas pobres em fibras, como o pão e os refrigerantes, para alimentos ricos em fibras e proteínas, como legumes, feijão, feijão e carne saudável.

Mexa-se e seja fisicamente ativo, porque a atividade física ajuda a queimar a gordura abdominal e, por outro lado, ao reduzir o nível de insulina, obriga o fígado a utilizar a gordura visceral como energia. O exercício físico e a musculação ajudam a construir músculo magro no corpo e, naturalmente, alguém com mais músculo queimará mais calorias ao longo do dia, quer esteja a fazer exercício ou a descansar.

Evitar os alimentos processados, uma vez que os ingredientes dos produtos embalados e dos snacks são frequentemente ricos em gorduras trans, açúcar adicionado e sal ou sódio adicionado, sendo que estes três factores dificultam a perda de peso. Para além do que foi mencionado, a manga de estômago é uma solução rápida para alcançar um corpo ideal.

A infeção uterina provoca gordura na barriga?

A infeção uterina causada pelo crescimento de bactérias no interior do útero não pode, por si só, causar obesidade abdominal nas mulheres. Mas há outros factores relacionados com questões femininas que podem fazer com que a barriga de uma pessoa não grávida pareça tão grande e proeminente como a de uma pessoa grávida. Esta obesidade abdominal deve-se ao crescimento excessivo de miomas que crescem em diferentes áreas do útero e que, se não forem tratados e devido a alterações nos níveis hormonais de estrogénio, crescem e tornam-se demasiado grandes, o que faz com que o abdómen da pessoa pareça mais gordo.

Os miomas aparecem na maioria das mulheres numa altura em que o seu peso pode ser suficientemente elevado para causar aumento de peso, este problema deve ser levado a sério e tratado, e uma das formas de evitar o seu crescimento excessivo é reduzir o peso, porque as células adiposas produzem mais estrogénio e as alterações súbitas nas hormonas podem levar ao crescimento dos miomas. Por isso, ter o peso certo, uma alimentação e um regime de tratamento adequados e a prática regular de exercício físico podem ajudar a prevenir a sua ocorrência e a evitar a obesidade abdominal.

A preguiça ovárica causa obesidade abdominal?

Infelizmente, a obesidade abdominal é uma das caraterísticas comuns das mulheres com síndrome dos ovários poliquísticos (SOP) ou preguiça ovárica. Os especialistas acreditam que o aumento das hormonas masculinas nas mulheres causa a síndrome dos ovários poliquísticos no abdómen e a obesidade abdominal nestas pessoas. Outros factores importantes que causam o aumento da barriga e da gordura visceral nas mulheres com SOP são a resistência à insulina, a genética, o desequilíbrio hormonal, os defeitos metabólicos e a inflamação. Por isso, se continuar a ter obesidade abdominal apesar de ter um estilo de vida saudável, deve suspeitar de preguiça ovárica e consultar um médico.

Que pessoas são propensas à obesidade?
- ✓ Fumadores;
- ✓ Pessoas com doenças mentais;
- ✓ Pessoas com problemas de mobilidade e pessoas com deficiência;

✓ Pessoas com um estilo de vida sedentário;

✓ Pessoas com baixos rendimentos.

Teorias relacionadas com a obesidade

✓ A obesidade e a inatividade levam a um aumento dos níveis de insulina na corrente sanguínea, e este excesso de insulina pode fornecer o combustível necessário para o crescimento das células cancerígenas;

✓ O aumento do tecido adiposo provoca a libertação de proteínas que suprimem o sistema imunitário e aumentam a inflamação, e estes dois factores são eficazes no desenvolvimento do cancro.

Tipos de obesidade

❖ **Tipos de obesidade de acordo com a localização e a acumulação de gordura**

❖ Obesidade central em que a gordura se acumula no abdómen e nos flancos. (o tipo de obesidade mais perigoso);

❖ Obesidade periférica, em que o excesso de gordura se acumula nas ancas e nas coxas;

❖ Obesidade combinada, que é uma combinação de obesidade de tipo 1 e de tipo 2.

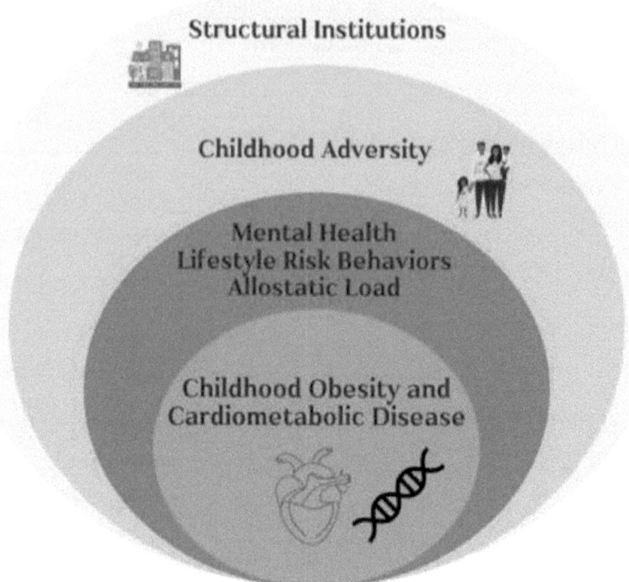

Figura 20. Obesidade infantil e risco de doenças cardiovasculares

Obesidade baseada na doença

1. Obesidade devida a doença: É causada por doenças subjacentes, como o hipotiroidismo ou o ovário poliquístico nas mulheres.

2. Obesidade devido ao consumo de demasiadas calorias: A pessoa não sofre de uma doença especial e apenas recebe calorias extra.

Tipos de obesidade de acordo com o número de células adiposas

1. Obesidade infantil: Em que as células adiposas aumentam à medida que crescem;

2. Obesidade do adulto: Que ocorre normalmente com o aumento da idade e a diminuição do metabolismo corporal.

Quais são as complicações da obesidade e do excesso de peso?

Doenças cardiovasculares

Quando o nível de colesterol mau (LDL), ou lipoproteína de baixa densidade, aumenta no sangue. O seu excesso deposita-se nas artérias e forma-se uma placa. As placas de gordura bloqueiam o fluxo sanguíneo como uma barreira. Por este motivo, o fornecimento de sangue ao coração é perturbado e, consequentemente, surgem doenças cardíacas. Naturalmente, a deposição de gordura nas veias também provoca coágulos sanguíneos. Quando o coágulo sanguíneo se desloca para o coração e para o cérebro, ocorrem acidentes vasculares cerebrais e ataques cardíacos.

Diabetes tipo 2

Porque é que a gordura provoca um nível elevado de açúcar no sangue? Porque as gorduras extra aumentam a resistência do corpo à insulina. Por esta razão, a hormona insulina, que é segregada pelo pâncreas, não consegue fornecer açúcar às células do corpo. Como resultado, a glucose acumula-se no sangue e o açúcar no sangue aumenta.

Dói-lhe o joelho.

Quanto peso extra acha que a articulação do joelho pode suportar? O joelho mantém o corpo e suporta o peso sobre o ombro. Seja gentil com ele para não desgastar e rasgar a articulação do joelho.

Ressona

O problema é que pensamos que a gordura extra só se acumula no abdómen, nas ancas, nas coxas e nos flancos. Mas, curiosamente, o pescoço também é propenso a acumular gordura. O excesso de gordura estreita as vias respiratórias e causa apneia do sono e, eventualmente, roncos graves durante a noite.

A obesidade é causada apenas pela genética?

Não. A genética, juntamente com outros factores como o estilo de vida e uma alimentação incorrecta, conduz ao excesso de peso. É claro que existem algumas doenças que constituem a base para o excesso de peso desde a infância.

O envelhecimento provoca a obesidade?

Sim. Com a idade, o metabolismo do corpo diminui e a massa muscular diminui. Por esta razão, a obesidade é uma realidade.

O fígado gordo e o cancro podem causar obesidade e excesso de peso?

Sim, o fígado gordo e alguns cancros, como o cancro da mama, do ovário e do útero, estão na origem da obesidade.

Qual é o tipo mais comum de obesidade?

O tipo mais comum de obesidade está relacionado com a ingestão de calorias extra, o que provoca obesidade no abdómen, nos flancos, nas ancas e nas coxas.

Qual é o efeito da obesidade nas doenças mentais e físicas?

Para além de doenças físicas como problemas cardíacos, indigestão, diabetes, colesterol elevado, a obesidade pode também causar problemas mentais como a diminuição da auto-confiança, perturbações de ansiedade, depressão e isolamento.

Quais são os métodos de cirurgia de perda de peso?
- ✓ Cirurgia de bypass gástrico;
- ✓ Cirurgia de manga gástrica;
- ✓ Banda gástrica ajustável laparoscópica (LAGB);
- ✓ Desvio biliopancreático com switch duodenal.

Quais são os perigos da obesidade?

A obesidade pode aumentar o risco de doenças físicas e mentais. Entre as mais comuns, podemos mencionar as seguintes:

- ✓ Diabetes tipo 2;
- ✓ Colesterol elevado;
- ✓ Doenças do coração;
- ✓ Acidente vascular cerebral;
- ✓ Dores no joelho;
- ✓ Diminuição da auto-confiança;
- ✓ Depressão;
- ✓ Perturbações de ansiedade.

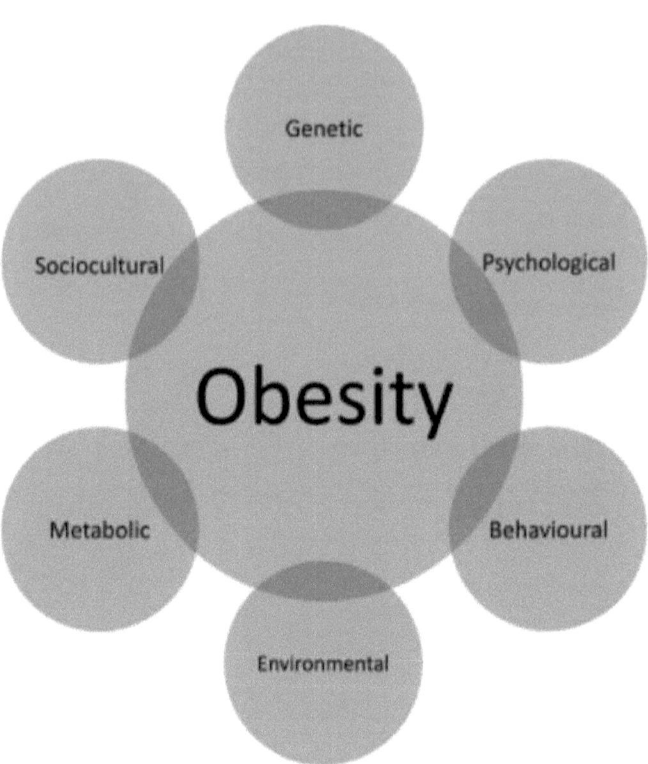

Figura 21. Quais são as causas da obesidade?

Capítulo V

O efeito da obesidade na diabetes

Diagnóstico da obesidade

A obesidade é uma condição em que se acumula tanta gordura em diferentes partes do corpo que põe em perigo a saúde geral de uma pessoa. A obesidade é diferente do excesso de peso. O excesso de peso pode ser causado por músculos, ossos ou conteúdo de água. Se calcular o peso ideal para a sua altura e o seu peso atual for 20% superior a este valor, é considerado obeso. Para saber a quantidade de peso ideal e de gorduras no seu corpo, o melhor método é efetuar um teste de análise corporal e calcular o IMC. As pessoas obesas têm normalmente um IMC superior a 30. Tenha sempre presente que a obesidade não é necessariamente sinónimo de falta de saúde. Mas devem ser tomadas as precauções necessárias.

A relação entre obesidade e diabetes

A diabetes é causada por vários factores, como a genética, a idade, a toma de certos medicamentos, o excesso de peso, a história familiar, a raça, a gravidez e o stress. Entre estes factores, a obesidade é a causa mais importante desta doença.

As células gordas são mais resistentes à insulina do que os músculos; por esta razão, o corpo não reage à insulina libertada. Outra relação entre a obesidade e a diabetes é que, ao engordar e consumir muitas calorias, o nível de glicose no sangue aumenta muito; em condições normais, a insulina armazena o excesso de glicose no sangue no fígado; mas com a obesidade, o fígado fica cheio de gordura e não há lugar para armazenar o excesso de glicose no sangue. Desta forma, a quantidade de glicose no sangue aumenta e provoca o açúcar no sangue e a diabetes.

Toda a gente que é gorda tem diabetes?

As pessoas com um IMC superior a 30 têm 80 vezes mais probabilidades de desenvolver diabetes tipo 2 do que as pessoas com um IMC inferior a 22. Mas a obesidade não significa apenas que uma pessoa tem diabetes. Geralmente, a localização das gorduras indica os riscos e a possibilidade de diabetes. Em geral, as gorduras podem ser divididas em dois grupos:

- ✓ **Gordura abdominal:** Estas gorduras estão geralmente localizadas na zona abdominal e situam-se nas paredes dos órgãos internos;

- ✓ **Gordura subcutânea:** Existem gorduras que se encontram sob a pele e podem ser medidas quando se mede a cintura. As gorduras saturadas são mais perigosas e aumentam a possibilidade de doenças graves, como a diabetes. A obesidade abdominal pode ser um sinal da presença de uma ou de ambas as gorduras acima referidas à volta do estômago e da ocorrência de diabetes tipo 2.

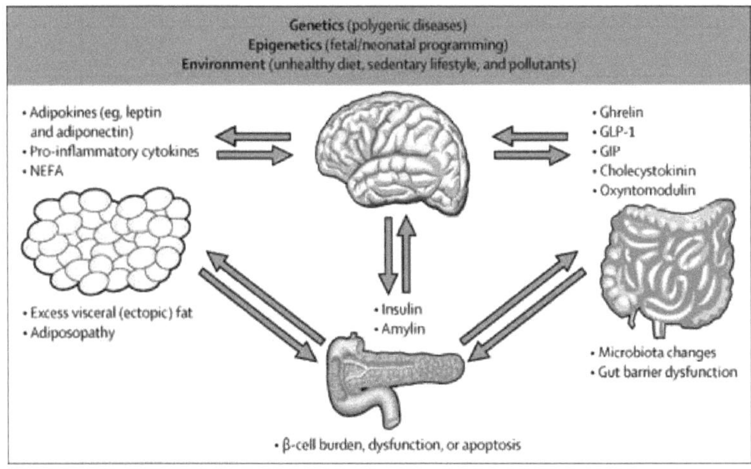

Figura 22. Combater a dupla carga: orientação terapêutica

Quais são os sintomas da diabetes nas pessoas obesas?

- ✓ Fadiga e fraqueza;
- ✓ Sede excessiva;

✓ Visão turva;

✓ Micção frequente;

✓ Formigueiro nas mãos e nos pés;

✓ Cicatrização lenta das feridas;

✓ Pele seca e com comichão;

✓ Infecções frequentes.

Soluções para o tratamento da diabetes tipo 2

Tendo em conta a relação entre a obesidade e a diabetes, é necessário reduzir o peso e diminuir a possibilidade de diabetes de tipo 2 através de medidas como um estilo de vida saudável, uma dieta e exercício físico.

1. Regime alimentar de base

Considerando a relação entre obesidade e diabetes, deve dizer-se que mesmo uma pequena perda de peso torna o corpo mais reativo à insulina. Para atingir o peso ideal, a quantidade de calorias absorvidas deve ser inferior às calorias utilizadas pelo organismo. Para isso, é necessário controlar o tipo e a quantidade de alimentos que se consome. Há também uma série de dicas que pode seguir para perder peso sem prejudicar o seu corpo:

✓ Limitar o consumo de amidos complexos, como arroz, massa, ervilhas, batatas e cereais. Estas substâncias provocam a libertação de mais insulina e, consequentemente, excesso de peso no corpo;

✓ Os materiais com fibras podem ajudar a perder peso e a melhorar a diabetes, aumentando a sensação de saciedade, a necessidade de comer mais tempo, menos calorias por refeição, melhorando o controlo do açúcar no sangue, reduzindo a hiperinsulinemia e as concentrações de lípidos no plasma;

✓ O consumo de mais vegetais sem amido, como cenouras e tomates, ajuda a perder peso;

✓ Não se esqueça de consumir produtos lácteos com baixo teor de gordura;

✓ Consuma peixe duas vezes por semana para obter as proteínas de que o seu corpo necessita. Se usar frango, certifique-se de que retira a pele e minimize o consumo de carne vermelha;

✓ Substitua os frutos enlatados por frutos frescos;

✓ Evitar alimentos salgados, como folhados e peixe salgado;

✓ Utilize óleos como o de azeitona, sésamo, abacate e grainha de uva na sua alimentação.

2. Exercício regular

A participação em actividades diárias é eficaz para reduzir a diabetes e a obesidade. Em geral, 150 a 300 horas de exercício aeróbico de intensidade moderada ou 75 horas de exercício vigoroso, como a corrida, por semana, ajudá-lo-ão a atingir o seu peso ideal e a reduzir o risco desta doença.

3. Ter um estilo de vida saudável

Ter um estilo de vida saudável sem depender apenas da vida automóvel pode aumentar a saúde do seu corpo e prevenir várias doenças, como a diabetes e as doenças cardíacas.

4. Ter o mesmo ritmo de vida

Os investigadores descobriram que perturbar o ritmo normal da vida, como comer a uma hora diferente da habitual, pode aumentar a probabilidade de obesidade e diabetes.

5. Tomar medicamentos

A toma de determinados medicamentos, como a metformina, pode ajudar a melhorar a diabetes. A metformina reduz a progressão da diabetes ao afetar a tolerância à glicose em pessoas obesas.

6. Cirurgia de emagrecimento

A cirurgia é geralmente efectuada para pessoas que têm um IMC superior a 40 ou que não conseguiram perder peso com outros métodos. Atualmente, o fenómeno da obesidade tem ganho especial importância devido à sua relação com a ocorrência de doenças e mortalidade precoce. A existência de uma forte relação entre a diabetes e a obesidade e o excesso de gordura corporal indica o efeito da obesidade na ocorrência desta doença endócrina crónica. Hoje em dia, o fenómeno da obesidade ganhou especial importância devido à sua relação com a ocorrência de doenças e com a mortalidade precoce. A existência de uma forte relação entre a diabetes e a obesidade e o excesso de gordura corporal indica o efeito da obesidade na ocorrência desta doença endócrina crónica. A diabetes inclui perturbações que podem ser identificadas pelo nível elevado de açúcar no sangue do doente. O aumento do açúcar no sangue do doente é causado pela incapacidade do organismo de produzir uma quantidade suficiente da hormona insulina. Esta hormona desempenha um papel na regulação e redução do açúcar no sangue.

Qual é a relação entre a obesidade e a diabetes tipo 2?

A relação entre a obesidade e a diabetes tipo 2 é bem conhecida e, com base na informação disponível, 90% das pessoas com diabetes tipo 2 são obesas. Ainda não é claro se a resistência à insulina causa a obesidade ou se a resistência à insulina é causada pela obesidade ou se estes dois fenómenos são independentes um do outro. Sabe-se que esta é a prevalência da resistência à insulina.

A perda de peso melhora a sensibilidade à insulina, a atividade física também melhora a ação da insulina, mas o mecanismo desta ação ainda é desconhecido. Vários mecanismos têm sido propostos para explicar a relação entre o peso corporal elevado e a diabetes tipo 2, o aumento da massa gorda está associado a uma diminuição da sensibilidade à insulina. A distribuição da obesidade também é importante, e o aumento da resistência à insulina e da tolerância à glucose diminuída estão relacionados com o aumento da obesidade abdominal. Um aumento da gordura visceral é acompanhado por um aumento dos triglicéridos, uma diminuição do hba1c e um aumento do ldl-c.

Obesidade, diabetes e índice de massa corporal

A obesidade é uma das principais causas da diabetes tipo 2 e, mantendo o peso dentro dos limites normais, é possível prevenir um número significativo de casos de diabetes. O índice de massa corporal médio no diagnóstico da diabetes tipo 2 é de 29, e o risco de diabetes em pessoas com um índice de massa corporal superior a 40 é 80 vezes superior ao das pessoas com um índice de massa corporal inferior a 22. Muitos estudos demonstraram que mesmo um aumento de peso moderado nos primeiros anos de vida prediz a ocorrência de diabetes na meia-idade. Com o aumento da obesidade, existe a possibilidade de diabetes tipo 2 na infância e na adolescência, e esta doença já não pode ser relacionada com a velhice. A obesidade é o fator de risco mais modificável para a diabetes tipo 2. É importante lembrar que a correlação não significa prova de causalidade e que a obesidade não causa necessariamente a diabetes. A obesidade, juntamente com outros factores ambientais e genéticos, determina a resistência à insulina e a destruição das células beta pancreáticas. Interfere e, por isso, provoca a diabetes.

Está em risco de sofrer de diabetes de tipo 2?

A alimentação e a atividade diária de uma pessoa têm um impacto significativo na probabilidade de desenvolver diabetes. O excesso de peso (IMC entre 25 e 29,9), a obesidade (IMC entre 30 e 39,9) ou a obesidade mórbida (IMC superior a 40) aumentam significativamente a probabilidade de uma pessoa sofrer de diabetes de tipo 2. Quanto maior for o excesso de peso, maior será a resistência dos músculos e das células dos tecidos à hormona insulina. Mais de 90% das pessoas com diabetes de tipo 2 sofrem de obesidade ou de excesso de peso.

O que pode ser feito para tratar ou controlar a diabetes?

É possível controlar a doença fazendo escolhas alimentares saudáveis, exercício físico regular, redução do stress, pequenas alterações no estilo de vida e medicamentos para baixar o açúcar no sangue. O tratamento da diabetes tipo 1 só é possível através de injecções de insulina. No entanto, os doentes com diabetes tipo 2 também podem utilizar insulina e medicamentos para sensibilizar o organismo à insulina e, assim, reduzir o açúcar no sangue.

Infelizmente, estes medicamentos não são seguros e podem provocar uma grave queda do açúcar no sangue e, se não forem utilizados corretamente, causar convulsões, perda de consciência ou morte. Se é uma das pessoas que sofre de obesidade excessiva e, por isso, tem diabetes de tipo 2. Temos de lhe dar a boa notícia de que pode curar o seu tipo de diabetes com a cirurgia bariátrica, como a cirurgia de manga gástrica, bypass gástrico, etc.

A obesidade é mais visível em que tipo de diabetes?

As pessoas com diabetes de tipo 2 são mais susceptíveis de serem obesas. Esta doença é mais visível em pessoas com mais de 30 anos de idade. O início desta doença é muito lento. Os sintomas desta doença incluem visão turva, atraso na cicatrização de feridas, sensação de ardor e dormência nos dedos dos pés. As pessoas com a doença silenciosa do tipo 1 registam perda de peso e emagrecimento. Esta doença ocorre frequentemente abaixo dos 30 anos de idade e tem um início ruidoso e manifesta-se com sintomas como sede, consumo excessivo de álcool, micção excessiva e fadiga extrema.

Quais são as soluções de perda de peso para pessoas com níveis elevados de açúcar no sangue?

Os doentes devem calcular as calorias necessárias para o seu corpo de acordo com a sua altura, peso e estrutura óssea e consumir os alimentos de que necessitam de acordo com essas calorias. Os doentes com níveis elevados de açúcar no sangue devem consumir menos calorias do que as necessidades do seu corpo. Outra forma eficaz de perder peso é praticar desporto regularmente. O exercício físico em pessoas com esta doença faz com que a resistência do corpo à insulina diminua. Um dos resultados do exercício físico é a perda de peso, queimando calorias e reduzindo a resistência do corpo à insulina.

Os doentes afectados devem utilizar medicamentos para baixar o açúcar no sangue, como medicamentos orais e insulina, sob a supervisão de um médico. A prescrição do medicamento e a sua dosagem adequada devem ser efectuadas por um médico. De acordo com o nível de açúcar no sangue e o organismo do doente, o médico assistente prescreve o medicamento adequado com o mínimo de efeitos secundários. Os doentes não devem reduzir a dose de insulina injetável para perda de peso sem a prescrição de um médico. Reduzir a dose de insulina sem o parecer de um médico pode causar um aumento do açúcar no sangue e muitos problemas para os doentes.

A insulina causa obesidade?

A insulina desempenha um papel muito eficaz na regulação do açúcar no sangue em pessoas com diabetes. Além disso, a hormona insulina converte a energia dos alimentos em gordura. Os alimentos são primeiro convertidos em glicose ou açúcar no sangue no intestino, depois o açúcar entra na corrente sanguínea a partir do intestino e a hormona insulina faz com que o açúcar entre nas células do corpo a partir da corrente sanguínea. Como resultado, a quantidade de açúcar no sangue mantém-se normal e equilibrada. O açúcar absorvido por esta hormona no corpo é convertido em energia ou gordura armazenada pelas células. A função da insulina é estimular as células musculares, o tecido adiposo e o fígado a absorverem o açúcar. A injeção de insulina nos doentes aumenta a absorção de açúcar e glicose nas células do corpo a partir dos alimentos, e a pessoa torna-se obesa e com excesso de peso. Os doentes que utilizam insulina para controlar o açúcar no sangue devem sempre reduzir o seu peso através de estratégias eficazes.

Que tipo de diabetes é que o tratamento da obesidade trata?

O tratamento da obesidade e a perda de peso podem ajudar no tratamento da doença silenciosa do tipo 2, porque neste tipo de doença, a insulina produzida pelo pâncreas não funciona bem. De facto, o pâncreas não segrega insulina suficiente, ou a insulina segregada não tem a eficiência necessária devido à resistência à insulina, especialmente em pessoas obesas. A perda de peso adequada nestes doentes melhora a função da insulina.

Para além disso, o tratamento da obesidade neste tipo de pessoas reduz a necessidade de medicamentos para baixar o açúcar no sangue. As pessoas que têm níveis elevados de açúcar no sangue podem atingir um peso ideal e adequado com um exercício regular e contínuo num horário definido e evitar muitos problemas. A alteração do comportamento e do estilo de vida também ajuda a uma perda de peso efectiva nestas pessoas.

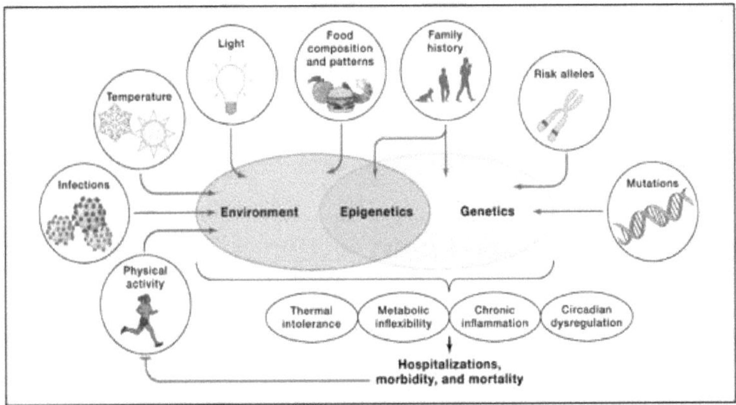

Figura 23. Consequências metabólicas da obesidade e da diabetes tipo 2

Como é que a obesidade e a diabetes causam doenças cardíacas?

As pessoas obesas desenvolvem diabetes tipo 2, conhecida como resistência à insulina. Isto significa que o nível de açúcar no sangue está constantemente elevado. A insulina permite que as células utilizem o açúcar para obter energia. Quando o corpo mostra resistência à insulina, as células não conseguem converter o açúcar em energia e a quantidade de açúcar no sangue aumenta. Este acontecimento aumenta a inflamação das células e conduz a doenças cardíacas. Sendo uma doença crónica, a diabetes afecta o metabolismo do organismo.

A diabetes tipo 1 é mais comum nas crianças. Mas, por vezes, também é observada em grupos etários adultos. As pessoas com diabetes tipo 1 não parecem obesas. O alastramento da obesidade entre as pessoas aumenta a incidência da diabetes tipo 2. Modificando a dieta e regulando a função das hormonas, os sintomas dos doentes com diabetes podem ser tratados. Uma das relações entre a obesidade e a diabetes é que quando uma pessoa tem tendência para a diabetes e ganha peso, as células do corpo perdem a sua sensibilidade à insulina libertada pelo pâncreas. As células adiposas são mais resistentes à insulina do que as células musculares.

Por esta razão, é necessário que as pessoas com diabetes de tipo 2 façam exercício e desenvolvam os músculos. Por conseguinte, uma vida sedentária aumenta o número de células adiposas em diferentes partes do corpo e aumenta o risco de diabetes.

O que deve ser feito para engordar os diabéticos?

A maioria dos planos de dieta para diabéticos tenta ajudar as pessoas a perder peso. Como resultado, é difícil encontrar um método ou um programa que ajude a ganhar peso de forma correta e com qualidade para os diabéticos magros. De seguida, vamos descrever alguns dos aspectos que ajudam os diabéticos a ganhar peso:

Utilização de notas de dieta

Atualmente, foram concebidos vários programas informáticos ou métodos de escrita para ajudar a gerir a doença e a fazer as escolhas alimentares corretas. Com estas ferramentas, é possível controlar a quantidade de hidratos de carbono, proteínas e gorduras consumidas diariamente, gerir a diabetes e contar as calorias.

Determinação do peso ideal

Um dos temas mais importantes para os diabéticos é conhecer o seu peso ideal. Ao conhecer o valor exato do índice de massa corporal (IMC) adequado a cada pessoa, é possível estabelecer um objetivo preciso para atingir o peso ideal.

Plano de dieta para aumento de peso

A única forma de ganhar peso é aumentar a ingestão de calorias, e a solução rápida para ganhar peso é evitar que o corpo queime a gordura armazenada para obter energia, comendo três refeições saudáveis de três em três horas. Neste método, recomenda-se que as pessoas façam pelo menos seis refeições durante as horas de vigília, embora isto não signifique que as pessoas não façam as refeições principais com as suas famílias ou tenham um horário completamente diferente. No planeamento correto para aumentar o peso dos diabéticos, devem estar presentes substâncias como

- ✓ A carne;
- ✓ Ácidos gordos insaturados;
- ✓ Cereais integrais;
- ✓ Legumes;
- ✓ Frutos;
- ✓ Consumo suficiente de líquidos com um intervalo entre as refeições principais para evitar a fome.

A quantidade de hidratos de carbono permitida aos diabéticos

O consumo de hidratos de carbono com um índice glicémico mais baixo é importante para manter níveis adequados de açúcar no sangue. O índice glicémico significa a capacidade de um alimento aumentar o açúcar no sangue por unidade de tempo.

Para este efeito, os alimentos com um baixo índice glicémico ajudam-no a não sentir aumentos acentuados de açúcar no sangue ao mesmo tempo. Por isso, o melhor é dividir os hidratos de carbono saudáveis em seis refeições ao longo do dia. Com este método, conseguirá ganhar peso, mas os seus níveis de açúcar no sangue não aumentarão. Além disso, adicionar uma substância que contenha gordura ou proteína aos hidratos de carbono consumidos na refeição ajuda a ganhar peso sem aumentar os níveis de açúcar no sangue. Exemplos de hidratos de carbono saudáveis com um baixo índice glicémico incluem cereais integrais, vegetais, bagas, nozes, legumes e sementes.

Comer alimentos ricos em ácidos gordos insaturados

Os alimentos ricos em ácidos gordos insaturados podem também fornecer-lhe uma quantidade significativa de calorias ao fornecerem gorduras essenciais e, assim, ajudá-lo a ganhar peso sem afetar negativamente o açúcar no sangue. Alguns destes alimentos incluem:

- ✓ Abacate;
- ✓ Azeite;
- ✓ Óleo de canola;
- ✓ Nozes;
- ✓ Cérebros;
- ✓ Peixes gordos como o salmão.

Consumir mais proteínas

Uma das complicações da diabetes na maioria das pessoas é a perda de massa muscular. Neste contexto, recomenda-se que os diabéticos aumentem a ingestão de proteínas e incluam na sua dieta alimentos como o peixe, o frango, o feijão, a soja e os ovos.

Evitar alimentos e bebidas com elevado teor calórico

O aumento da ingestão de calorias é o principal fator de aumento de peso, e o consumo de alimentos com elevado teor calórico, como sumos e refrigerantes, pode ter um efeito sobre a ingestão elevada de calorias. Mas estes alimentos, apesar da elevada quantidade de calorias, podem ser eficazes no aumento do açúcar no sangue e causar complicações da diabetes. Recomenda-se que os diabéticos evitem o consumo de bebidas muito calóricas para ganhar peso. Por outro lado, se não conseguir eliminar os alimentos com poucas calorias, como a alface ou o aipo, pode pensar em formas de aumentar as calorias deste produto.

Por exemplo, pode utilizar este produto com molho de queijo ou manteiga de amêndoa ou com diferentes sementes ou frutos secos em saladas. Assim, para além de utilizar legumes com poucas calorias, torne a sua refeição rica em calorias.

Utilização de suplementos para aumentar o peso nos diabéticos

Os suplementos podem ajudar os diabéticos a ganhar peso, especialmente quando têm falta de apetite. Por outro lado, para além dos suplementos para aumentar o apetite, os suplementos que contêm calorias, como as proteínas, e os pós para aumento de peso para diabéticos, como a proteína VM, também são úteis nesta categoria de pessoas.

Praticar desportos de resistência

Os exercícios de resistência com pesos e aparelhos adequados podem ajudar a aumentar o peso muscular e, por outro lado, são eficazes para aumentar o apetite em pessoas diabéticas magras. Neste contexto, recomenda-se que as pessoas com diabetes pratiquem desporto de acordo com as suas condições nas horas da semana (pelo menos três dias) e monitorizem regularmente o aumento do volume e do peso muscular.

Diabetes e saúde sexual

A diabetes tipo 2 também pode afetar a saúde sexual. Muitos factores de risco da diabetes, incluindo a obesidade e a tensão arterial elevada, aumentam o risco de disfunção sexual. O açúcar elevado no sangue também pode desempenhar um papel neste processo. O aumento dos níveis de açúcar no sangue causa danos nos vasos sanguíneos e nos nervos. Este problema, por si só, pode ter um efeito negativo na saúde sexual. Nos homens, o fluxo sanguíneo adequado e o bom funcionamento do sistema nervoso no pénis são necessários para manter uma ereção. O açúcar elevado no sangue pode danificar estes sistemas sensíveis. Como resultado, os homens com diabetes têm três vezes mais probabilidades de desenvolver disfunção erétil do que a população em geral.

A diabetes tipo 2 também afecta a saúde sexual das mulheres. Num estudo de 2015, mais de 78% das mulheres com diabetes tipo 2 relataram alguma forma de disfunção sexual, incluindo:

- ✓ Secura vaginal que pode provocar relações sexuais incómodas ou dolorosas;
- ✓ Diminuição da libido;
- ✓ Dificuldade na excitação sexual ou em atingir o orgasmo;
- ✓ Baixa satisfação sexual.

Quais são as complicações da obesidade?

A obesidade pode conduzir a muitas doenças. As desvantagens da obesidade nas crianças, nos homens e nas mulheres podem aparecer com diferentes complicações. Em primeiro lugar, vamos referir as complicações gerais da obesidade e, em seguida, vamos analisar as complicações da obesidade em cada uma delas.

As complicações comuns da obesidade incluem

✓ **A hipertensão arterial é uma complicação da obesidade**

Quanto mais se pesa, mais gordura se tem. Este tecido necessita de oxigénio e de outros nutrientes para sobreviver, que têm de ser fornecidos pela corrente sanguínea. À medida que a necessidade de oxigénio e nutrientes aumenta, o volume de sangue e a quantidade de pressão exercida sobre o sistema circulatório também aumentam e, quanto mais o sangue se move através do sistema circulatório, mais pressão exerce sobre as paredes das artérias. Além disso, a obesidade provoca um aumento do ritmo cardíaco e uma diminuição da capacidade dos vasos sanguíneos para movimentar o sangue, o que provoca uma pressão arterial elevada. Quanto mais pesa, maior é a pressão exercida sobre as paredes das artérias.

A diabetes é uma complicação da obesidade

A obesidade é a principal causa da diabetes tipo 2, porque o aumento da gordura aumenta a resistência do organismo à hormona insulina. Assim, esta hormona não consegue desempenhar a sua função, que é a de controlar o açúcar no sangue, com os valores normais anteriores, e o açúcar no sangue aumenta, o que constitui um dos factores de risco importantes para a saúde das pessoas.

Perturbação das gorduras no sangue

Para além da obesidade, as dietas ricas em gorduras saturadas, como as carnes vermelhas ou os alimentos fritos, podem aumentar o mau colesterol no sangue (chamado LDL). A obesidade também reduz o nível de colesterol bom no sangue (chamado HDL) e aumenta o nível de triglicéridos. Os triglicéridos constituem a maior quantidade de gordura da dieta e a maior percentagem de gordura do corpo, e uma perturbação a longo prazo dos níveis de lípidos no sangue pode levar à aterosclerose, uma vez que o excesso de gordura se deposita nas paredes das artérias. A própria arteriosclerose aumenta o risco de doença arterial coronária e de acidente vascular cerebral.

Doença das artérias coronárias

Esta doença é uma das formas de doenças cardiovasculares causadas pela deposição de gordura nas paredes das artérias coronárias (as artérias que fornecem sangue ao coração). Após algum tempo, a deposição destas gorduras faz com que a parede interna das artérias se torne mais estreita e menos sangue chegue ao tecido cardíaco. A diminuição do fornecimento de sangue ao coração provoca angina de peito (dor no peito). A obstrução completa das artérias coronárias pode causar um ataque cardíaco.

AVC contra os malefícios da obesidade

A obesidade causa o endurecimento das artérias e a deposição de gordura nas paredes das artérias, o que também pode envolver as artérias cerebrais e causar o seu estreitamento. Ora, se se formar um coágulo sanguíneo nestes vasos estreitos, este pode bloquear subitamente o fluxo sanguíneo para uma área do cérebro e provocar um AVC. A obesidade provoca o endurecimento das artérias e a deposição de gordura nas paredes das artérias, resultando num AVC.

Desgaste das articulações (osteoartrite)

Uma das desvantagens da obesidade em pessoas obesas é o desgaste das articulações, que é causado pelo aumento da pressão nas articulações (especialmente no joelho, coxa e vértebras lombares inferiores) e destrói a cartilagem articular e causa dor e rigidez nas articulações.

Deixar de respirar durante o sono

A apneia do sono verifica-se sobretudo em pessoas obesas que comem e sopram muito. Estas pessoas deixam de respirar durante um curto período de tempo e acordam frequentemente durante a noite devido ao bloqueio das vias respiratórias dos pulmões durante o sono noturno. Como resultado, não têm um sono de qualidade durante a noite e, durante o dia, ficam confusas e adormecem frequentemente devido ao sono noturno perturbado. A investigação demonstrou que a maioria das pessoas que sofrem de interrupção respiratória ou apneia têm excesso de peso e têm um pescoço grande e uma via aérea estreita.

Doença do fígado gordo

Como resultado da obesidade, mais gordura entra na estrutura do fígado, e esta acumulação de gordura pode causar inflamação, destruição do tecido hepático, fígado gordo e, por fim, insuficiência hepática (cirrose). Mesmo que uma pessoa não beba álcool ao mesmo tempo, porque o fígado gordo e a cirrose hepática ocorrem mais frequentemente em pessoas que consomem grandes quantidades de álcool. Como resultado da obesidade, mais gordura entra na estrutura do fígado.

Doença da vesícula biliar

A acumulação de excesso de gordura no corpo das pessoas obesas faz com que se acumule mais colesterol no seu corpo e este excesso de colesterol pode depositar-se na vesícula biliar e causar cálculos biliares. Para além destas doenças, outras complicações da obesidade incluem problemas de aparência, como não poder usar muitas roupas bonitas e parecer velho. Por esta razão, muitas pessoas com excesso de peso e obesas debatem-se com problemas psicológicos e falta de auto-confiança, o que, a longo prazo, pode mesmo levar a doenças mais graves, como a depressão. Ser gordo torna muitos movimentos e desportos mais difíceis para uma pessoa e pode levar a muitos problemas físicos. Por exemplo, as pessoas obesas têm dificuldade em praticar desportos divertidos, como o futebol e a escalada, e as articulações das pernas são submetidas a uma grande pressão.

Os malefícios da obesidade nas crianças

As desvantagens da obesidade nas crianças incluem:
- ✓ **Problemas esqueléticos:** A obesidade exerce uma grande pressão sobre as articulações e os ossos em crescimento das crianças e pode provocar dores nas articulações, artrite e problemas de coluna;
- ✓ **Problemas respiratórios:** As crianças obesas correm maior risco de desenvolver apneia do sono, que pode afetar o seu crescimento e aprendizagem;
- ✓ **Problemas psicológicos:** A obesidade pode causar uma diminuição da auto-confiança, depressão, ansiedade e isolamento social nas crianças;
- ✓ **Problemas sociais:** As crianças obesas podem ser gozadas e intimidadas, o que pode afetar negativamente a sua saúde mental.

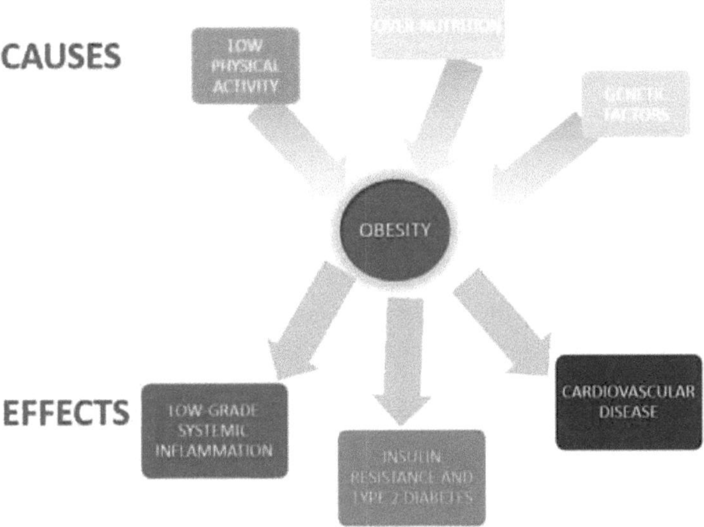

Figura 24. Obesidade e asma: Um elo em falta

5 pontos vitais na alimentação das pessoas com diabetes

❖ A adição de alimentos preparados e processados cheios de hidratos de carbono à dieta pode aumentar os níveis de açúcar no sangue, o que é perigoso para os diabéticos;

❖ Se utiliza insulina, deve certificar-se de que a quantidade de insulina que utiliza é adequada ao seu peso atual e aos seus hábitos alimentares;

❖ Uma dieta rica em calorias mas pobre em nutrientes pode levar a deficiências nutricionais e a problemas de saúde. Por isso, não reduza, aumente ou elimine nenhuma das suas promessas sem consultar o seu médico;

❖ Para aumentar a ingestão calórica de gorduras, deve utilizar gorduras insaturadas;

❖ O consumo de suplementos pode ajudá-lo a ganhar peso, mas é claro que deve escolher a quantidade e o tipo de suplementos em consulta com o seu médico para evitar interações medicamentosas ou efeitos negativos para a saúde.

A insulina é produzida nas amígdalas (ilhas de Langerhans). 2- Ao ingerir alimentos com um índice "Açúcar" elevado, a insulina entra em ação e transfere e queima parte da glicose para fornecer energia aos músculos (mitocôndrias), sendo a outra parte convertida em glicogénio (um tipo de amido que é armazenado no fígado), convertido e armazenado no fígado. 3- Se a área de armazenamento de glicogénio estiver saturada, o excesso de glicose no sangue é convertido em tecido adiposo chamado triglicéridos.

Por conseguinte, a própria insulina provoca a produção de gordura no corpo. 4- Se comermos regularmente alimentos com muito açúcar, é produzida muita insulina e os receptores de insulina que convertem a glicose em gordura deixam de funcionar e começa a diabetes.

Depois, nas pessoas diabéticas, embora a quantidade de insulina no sangue seja elevada, a insulina não consegue reduzir o açúcar no sangue. Neste caso, a célula torna-se resistente à insulina. 5- Em geral, as pessoas obesas têm mais probabilidades de contrair diabetes do que as pessoas magras. Na América, 70.000 enfermeiras foram examinadas durante 8 anos e observou-se que o risco de diabetes diminuiu em 50% devido ao exercício contínuo e diário.

A relação entre o consumo de açúcar e doces e a obesidade

Todos sabemos que, ao consumir alimentos que contêm açúcar e doces, o corpo liberta insulina. Esta hormona transporta a glicose libertada por estes alimentos para as células através do sangue. Como resultado, é fornecido o combustível necessário para as actividades vitais das células e dos órgãos biológicos do corpo. Mas se esta quantidade de glicose for superior às necessidades do organismo, é armazenada sob a forma de glicogénio no fígado. Na continuação deste processo, o excesso de clogénio é convertido em gordura, que é armazenada em diferentes partes do corpo, causando obesidade.

Além disso, ao longo do tempo e com o consumo excessivo de substâncias açucaradas, apesar da secreção de insulina, esta hormona não será capaz de absorver a glicose e, como resultado, o açúcar no sangue de uma pessoa será mais elevado do que o normal. A continuação deste processo provocará sintomas de pré-diabetes e, posteriormente, de diabetes de tipo 2. Quais são as soluções para evitar este problema?

Meça o seu nível de açúcar no sangue.

Peça ao seu médico para verificar a sua glicemia. Deve beber uma solução de glucose em jejum sob controlo laboratorial. O médico especialista irá verificar o seu nível de açúcar no sangue após duas horas. Se o nível de açúcar no sangue for inferior a 140 mg/dL, é saudável e tudo está normal. Se o nível de açúcar no sangue for superior ao número indicado, é indubitavelmente resistente à "Insulina".

2. Esqueça as calorias.

O que ouviu e leu sobre as calorias; esqueça o critério importante e mais valioso que é o índice de açúcar ou índice "Glicémico" GI; se comer alimentos com um índice glicémico elevado, estimulou a insulina, que é a hormona da obesidade.

3. Coma alimentos que tenham um baixo índice de açúcar.

Esqueça os alimentos com um índice de açúcar superior a 70 e não os coma. Utilize mais alimentos com um índice glicémico inferior a 55. Tente misturar e comer alimentos com um índice glicémico de 55-70 com alimentos com um índice glicémico baixo.

4. A combinação de alimentos é importante.

Se comer alimentos com um índice de açúcar elevado. Como uma baguete, deve comê-la com uma tigela cheia de salada. Se comer um pedaço de chocolate, coma uma maçã com ele, ou coma batatas com tomates e arroz com legumes. Desta forma, o índice glicémico é reduzido e, assim, o açúcar no sangue não aumentará demasiado.

5. Beber mais água.

Beba pelo menos 3 litros de água mineral, chá e sumo de vegetais diariamente. As células do corpo respondem melhor à insulina. Beber muita água fá-lo-á perder peso.

6. Gerir o consumo de chocolate.

Se lhe apetecer comer chocolate, coma apenas um pedaço. Note-se que o chocolate preto tem pouco açúcar e estimula a insulina numa pequena quantidade.

7. Pode adoçar a sua bebida de chá com um pouco de mel ou sumo de fruta.

Evitar a ingestão de glucose ou de açúcar. O açúcar só pode ser utilizado em casos excepcionais. Tente tomar o seu chá ou café com frutos secos, como folhas de marmelo ou bagas.

8. Exercício.

"Caminhe ou corra durante meia hora todos os dias. Isto fará baixar o açúcar no sangue. Como resultado, perde-se a resistência das células à insulina.

9. Comer materiais fibrosos ou celulósicos.

Pão integral, frutas e legumes e materiais fibrosos estabilizam o açúcar no sangue. As células do corpo tornam-se sensíveis à insulina devido a estes alimentos. Desta forma, o pâncreas produz menos insulina. Por este motivo, o açúcar no sangue mantém-se num nível normal.

10. O crómio destrói a resistência das células à insulina.

Este elemento transporta o açúcar do sangue para as células do corpo e retira a pressão da insulina, pelo que o pâncreas produz menos hormona. O crómio provoca a perda de peso. A necessidade diária do corpo humano para este elemento varia entre 150-250 microgramas. Embora só se obtenha 40 microgramas de crómio através da ingestão de alimentos por dia, é possível obter comprimidos de crómio na farmácia.

11. Tomar vitaminas.

Sempre que tiver oportunidade, coma frutas e legumes, desta forma, a "vitamina" necessária ao corpo é fornecida. Ao comer frutas e legumes, ficará menos doente e manter-se-á saudável.

12. Que tipo de pão comes?

Comer pão branco é ainda pior do que comer açúcar. O índice de açúcar dos pães escuros que contêm muito farelo é cerca de 50% mais baixo do que o dos pães brancos. O pão de cevada é muito melhor do que outros pães para os diabéticos porque tem um índice glicémico muito baixo.

13. Não te esqueças de comer massa.

Poderá ficar surpreendido com o facto de o índice de açúcar dos produtos de massa, como as massas, ser baixo. O índice de açúcar destes produtos situa-se entre 30-50.

14. Habitua-te a isso, não comas doces e açúcar.

Abandone o hábito de comer doces e açúcar. Pode ser difícil no início, mas saiba que 70 mil milhões de células do corpo vão agradecer-lhe. Tente não pôr açúcar no seu chá ou café durante 2 a 4 semanas, irá sem dúvida habituar-se a não consumir mais açúcar.

15. Comer alimentos saudáveis.

Cebola, alho, canela, caril, materiais fibrosos, feijão, lentilhas, cogumelos, alface, verduras, frutas, peixe, cevada e alimentos ricos em crómio, como os brócolos, bem como alguns queijos, como o queijo holandês, são muito úteis para os doentes diabéticos. Os antioxidantes, como as vitaminas C e E, podem prevenir as reacções dos radicais livres que causam cancro nos seres humanos. Estas substâncias evitam a oxidação do mau colesterol (LDL) nos doentes diabéticos. É de salientar que o mau colesterol é muito pior para os diabéticos do que para as pessoas saudáveis.

16. Comer cebolas

A cebola é conhecida na ciência médica como uma substância curativa. As propriedades medicinais da cebola estão relacionadas com os seus compostos anti-diabéticos chamados "Tolbutamida" (Orniase), que reduzem o açúcar no sangue. O efeito das cebolas cruas e cozinhadas na redução do açúcar no sangue é o mesmo. Quanto maior for a quantidade de cebola ingerida (25-250 gramas), maior será a sua eficácia na redução do açúcar no sangue.

17. Comer canela.

Adicione canela à sua comida para ativar a insulina. Como resultado, o açúcar é melhor preparado, pelo que o corpo necessita de menos insulina. Mesmo em pequenas quantidades, a canela é eficaz na ação da insulina e mantém o açúcar no sangue sob controlo.

18. Comer caril.

Os investigadores descobriram que o caril controla a diabetes e aumenta o açúcar no sangue e melhora a resistência das células à insulina, por outro lado, reduz o colesterol no sangue. Os investigadores israelitas também chegaram a resultados semelhantes. Descobriram que o caril reduz o açúcar no sangue e o colesterol para um nível normal. Porque existe uma substância eficaz chamada "Galactomanano" no caril.

19. Coma feijão e lentilhas.

Coma alimentos ricos em fibras, como feijões e lentilhas. Para além de possuírem substâncias solúveis em celulose, estas substâncias reduzem o açúcar no sangue, os triglicéridos e o colesterol no sangue, controlando-os e sendo úteis para os doentes diabéticos.

20. Comer peixe.

Investigadores holandeses descobriram que o peixe pode reduzir o risco de diabetes tipo 2 em 50% devido à presença de gorduras ómega 3. Este tipo de gordura torna as pessoas menos propensas à diabetes.

21. Comer brócolos.

Os brócolos são ricos em crómio metálico. Enquanto este metal elimina a resistência das células à insulina, pode ajudar as pessoas com baixo nível de açúcar no sangue e manter o açúcar no sangue a um nível normal. Para além dos brócolos, os alimentos ricos em crómio incluem avelãs, ostras, cogumelos, cevada e ruibarbo.

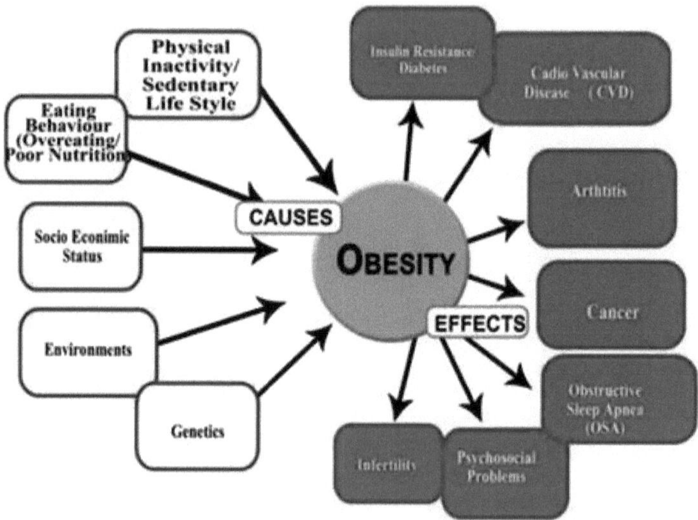

Figura 25. Estudo Descritivo e Retrospetivo

O que devemos fazer para que o nosso açúcar no sangue não suba e não engordemos?

Não tomar um pequeno-almoço doce.

Uma pessoa que estimula a insulina do seu corpo de manhã come mais comida ao almoço. Por isso, coma este tipo de alimentos à tarde para reduzir os seus efeitos negativos.

✓ **Não comer juntos.**

Nunca coma alimentos que tenham um índice glicémico médio ou elevado com "alimentos gordos", porque assim a gordura nas ancas e na cintura duplicará.

✓ **Evitar beber xarope e bebidas doces.**

A limonada, os sumos de fruta doce, o Canada e o Sun Up são todos doces. Evite bebê-los. Nem sequer ponha açúcar no seu chá.

✓ **Evitar comer alimentos açucarados.**

Evite comer alimentos desnecessários com um elevado índice de açúcar, alimentos enlatados com um elevado índice de açúcar e evite comer bolos e doces.

Referências

Abraira C, Derler J. Grandes variações de sacarose em dietas com hidratos de carbono constantes na diabetes tipo II. Am J Med. 1988;84:193-200.

Associação Americana de Diabetes. 5. Facilitar a mudança de comportamento e o bem-estar para melhorar os resultados de saúde: *Padrões de Cuidados Médicos em Diabetes-2021*. Diabetes Care. 2021 Jan;44(Suppl 1):S53-S72.

Aminian A, Brethauer SA, Kirwan JP, Kashyap SR, Burguera B, Schauer PR. Quão segura é a cirurgia metabólica/diabetes? Diabetes Obes Metab. 2015 Feb;17(2):198-201.

Annesi JJ. Moderation of Mood in the Transfer of Self-Regulation From an Exercise to an Eating Context: Short- and Long-Term Effects on Dietary Change and Obesity in Women. Int J Behav Med. 2019 Jun;26(3):323-328.

Arterburn DE, Bogart A, Sherwood NE, Sidney S, Coleman KJ, Haneuse S, O'Connor PJ, Theis MK, Campos GM, McCulloch D, Selby J. Um estudo multi-site de remissão a longo prazo e recaída de diabetes mellitus tipo 2 após bypass gástrico. Obes Surg. 2013 Jan;23(1):93-102.

Atkinson FS, Brand-Miller JC, Foster-Powell K, Buyken AE, Goletzke J. Tabelas internacionais de índice glicêmico e valores de carga glicêmica 2021: uma revisão sistemática. Am J Clin Nutr. 2021;114:1625-32.

Bellou V, Belbasis L, Tzoulaki I, Evangelou E. Factores de risco para a diabetes mellitus tipo 2: uma revisão geral das meta-análises de toda a exposição. PLoS ONE 2018;13:e0194127.

Booth H, Khan O, Prevost T, Reddy M, Dregan A, Charlton J, Ashworth M, Rudisill C, Littlejohns P, Gulliford MC. Incidence of type 2 diabetes after bariatric surgery: population-based matched cohort study. Lancet Diabetes Endocrinol. 2014 Dec;2(12):963-8.

Chiavaroli L, Lee D, Ahmed A, Cheung A, Khan TA, Blanco S, et al. Efeito do baixo índice glicémico ou padrões alimentares de carga no controlo glicémico e factores de risco cardiometabólico na diabetes: revisão sistemática e meta-análise de ensaios clínicos aleatórios. Br Med J. 2021;374:n1651.

Choo VL, Viguiliouk E, Blanco Mejia S, Cozma AI, Khan TA, Ha V, et al. Fontes alimentares de açúcares contendo frutose e controlo glicémico: revisão sistemática e meta-análise de estudos de intervenção controlados. Br Med J. 2018;363:k4644.

Churuangsuk C, Hall J, Reynolds A, Griffin SJ, Combet E, Lean MEJ. Dietas para controlo do peso em adultos com diabetes tipo 2: uma revisão geral das meta-análises publicadas e uma revisão sistemática dos ensaios de dietas para a remissão da diabetes. Diabetologia. 2021.

Cohen RV, Shikora S, Petry T, Caravatto PP, Le Roux CW. As Diretrizes da Cúpula de Cirurgia de Diabetes II: uma recomendação clínica baseada em doenças. Obes Surg. 2016 Aug;26(8):1989-91.

Cooper PL, Wahlqvist ML, Simpson RW. Sucrose versus sacarina como adoçante adicional na diabetes não insulino-dependente: efeitos metabólicos a curto e médio prazo. Diabet Med J Br Diabet Assoc. 1988;5:676-80.

Courcoulas AP, Goodpaster BH, Eagleton JK, Belle SH, Kalarchian MA, Lang W, Toledo FG, Jakicic JM. Tratamentos cirúrgicos versus tratamentos médicos para diabetes mellitus tipo 2: um ensaio clínico randomizado. JAMA Surg. 2014 Jul;149(7):707-15.

Dambha-Miller H, Day AJ, Strelitz J, Irving G, Griffin SJ. Mudança de comportamento, perda de peso e remissão do diabetes tipo 2: um estudo de coorte prospetivo baseado na comunidade. Diabet Med J Br Diabet Assoc. 2019;37:681-8.

Davies MJ, Bergenstal R, Bode B, Kushner RF, Lewin A, Skjøth TV, Andreasen AH, Jensen CB, DeFronzo RA, Grupo de Estudo NN8022-1922. Efficacy of Liraglutide for Weight Loss Among Patients With Type 2 Diabetes (Eficácia do Liraglutide para a Perda de Peso em Pacientes com Diabetes Tipo 2): The SCALE Diabetes Randomized Clinical Trial. JAMA. 2015 Aug 18;314(7):687-99.

DeFronzo RA, Ferrannini E, Groop L, Henry RR, Herman WH, Holst JJ, et al. Type 2 diabetes mellitus. Nat Rev Dis Prim. 2015;1:15019.

Ding SA, Simonson DC, Wewalka M, Halperin F, Foster K, Goebel-Fabbri A, Hamdy O, Clancy K, Lautz D, Vernon A, Goldfine AB. Cirurgia de banda gástrica ajustável ou tratamento médico em pacientes com diabetes tipo 2: A Randomized Clinical Trial. J Clin Endocrinol Metab. 2015 Jul;100(7):2546-56.

D'Innocenzo S, Biagi C, Lanari M. Obesity and the Mediterranean Diet: A Review of Evidence of the Role and Sustainability of the Mediterranean Diet. Nutrientes. 2019 Jun 09;11(6)

Dipnaik K, Kokare P. Rácio de Amilose e Amilopectina como indicadores do índice glicémico e hidrólise enzimática in vitro de amidos de arroz de grão longo, médio e curto. Int J Res Med Sci. 2017;5:4502-5.

Fidler Mis N, Braegger C, Bronsky J, Campoy C, Domellöf M, Embleton ND, et al. Açúcar em bebés, crianças e adolescentes: um documento de posição do Comité de Nutrição da Sociedade Europeia de Gastroenterologia Pediátrica, Hepatologia e Nutrição. J Pediatr Gastroenterol Nutr. 2017;65:681-96.

Franz MJ, Boucher JL, Rutten-Ramos S, VanWormer JJ. Resultados da intervenção de estilo de vida para perda de peso em adultos com excesso de peso e obesos com diabetes tipo 2: uma revisão sistemática e meta-análise de ensaios clínicos aleatórios. J Acad Nutr Diet. 2015 Sep;115(9):1447-63.

Jastreboff AM, Aronne LJ, Ahmad NN, Wharton S, Connery L, Alves B, Kiyosue A, Zhang S, Liu B, Bunck MC, Stefanski A., Investigadores do SURMOUNT-1. Tirzepatide Once Weekly for the Treatment of Obesity (Tirzepatide uma vez por semana para o tratamento da obesidade). N Engl J Med. 2022 Jul 21;387(3):205-216.

Jenkins DJ, Wolever TM, Taylor RH, Barker H, Fielden H, Baldwin JM, et al. Glycemic index of foods: a physiological basis for carbohydrate exchange. Am J Clin Nutr. 1981;34:362-6.

Kahan S, Fujioka K. Farmacoterapia da Obesidade em Pacientes com Diabetes Tipo 2. Diabetes Spectr. 2017 Nov;30(4):250-257.

Keating C, Neovius M, Sjöholm K, Peltonen M, Narbro K, Eriksson JK, Sjöström L, Carlsson LM. Health-care costs over 15 years after bariatric surgery for patients with different baseline glucose status: results from the Swedish Obese Subjects study. Lancet Diabetes Endocrinol. 2015 Nov;3(11):855-65.

Khan TA, Sievenpiper JL. Controvérsias sobre os açúcares: resultados de revisões sistemáticas e meta-análises sobre obesidade, doença cardiometabólica e diabetes. Eur J Nutr. 2016;55:25-43.

Lean ME, Leslie WS, Barnes AC, Brosnahan N, Thom G, McCombie L, et al. Gestão de peso liderada pelos cuidados primários para remissão da diabetes tipo 2 (DiRECT): um ensaio aberto, aleatorizado por clusters. Lancet Lond Engl. 2018;391:541-51.

Liang Z, Wu Q, Chen B, Yu P, Zhao H, Ouyang X. Efeito da cirurgia laparoscópica de bypass gástrico em Y de Roux na diabetes mellitus tipo 2 com hipertensão: um ensaio aleatório controlado. Diabetes Res Clin Pract. 2013 Jul;101(1):50-6.

Livesey G, Taylor R, Livesey HF, Buyken AE, Jenkins DJA, Augustin LSA, et al. Dietary glycemic index and load and the risk of type 2 diabetes: a systematic review and updated meta-analyses of prospective cohort studies. Nutrients. 2019;11:1280.

Grupo de investigação Look AHEAD. Perdas de peso ao longo de oito anos com uma intervenção intensiva no estilo de vida: o estudo Look AHEAD. Obesity (Silver Spring). 2014 Jan;22(1):5-13.

Lustig RH. Sickeningly sweet: o açúcar causa diabetes tipo 2? Sim. Can J Diabetes 2016;40:282-6.

Maddatu J, Anderson-Baucum E, Evans-Molina C. Fumar e o risco de diabetes tipo 2. Transl Res. 2017 Jun;184:101-107.

Mingrone G, Panunzi S, De Gaetano A, Guidone C, Iaconelli A, Nanni G, Castagneto M, Bornstein S, Rubino F. Bariatric-metabolic surgery versus conventional medical treatment in obese patients with type 2 diabetes: 5 year follow-up of an open-label, single-centre, randomised controlled trial. Lancet. 2015 Sep 05;386(9997):964-73.

Misra A. Ethnic-Specific Criteria for Classification of Body Mass Index: A Perspective for Asian Indians and American Diabetes Association Position Statement. Diabetes Technol Ther. 2015 Sep;17(9):667-71.

Morenga LT, Mallard S, Mann J. Dietary sugars and body weight: systematic review and meta-analyses of randomised controlled trials and cohort studies (Açúcares dietéticos e peso corporal: revisão sistemática e meta-análises de ensaios clínicos aleatórios e estudos de coorte). Br Med J. 2013;346:e7492.

Neuenschwander M, Ballon A, Weber KS, Norat T, Aune D, Schwingshackl L, et al. Papel da dieta na incidência de diabetes tipo 2: revisão geral de meta-análises de estudos observacionais prospectivos. Br Med J. 2019;366:l2368.

Parikh M, Chung M, Sheth S, McMacken M, Zahra T, Saunders JK, Ude-Welcome A, Dunn V, Ogedegbe G, Schmidt AM, Pachter HL. Ensaio piloto randomizado de cirurgia bariátrica versus controle de peso médico intensivo na remissão de diabetes em pacientes diabéticos tipo 2 que NÃO atendem aos critérios do NIH para cirurgia e o papel do RAGE solúvel como um novo biomarcador de sucesso. Ann Surg. 2014 Oct;260(4):617-22; discussão 622-4.

Patikorn C, Roubal K, Veettil SK, Chandran V, Pham T, Lee YY, Giovannucci EL, Varady KA, Chaiyakunapruk N. Intermittent Fasting and Obesity-Related Health Outcomes: An Umbrella Review of Meta-analyses of Randomized Clinical Trials (Uma revisão geral de meta-análises de ensaios clínicos aleatórios). JAMA Netw Open. 2021 Dez 01;4(12):e2139558.

Peterson DB, Lambert J, Gerring S, Darling P, Carter RD, Jelfs R, et al. Sacarose na dieta de pacientes diabéticos - apenas mais um hidrato de carbono? Diabetologia 1986;29:216-20.

Powers MA, Bardsley JK, Cypress M, Funnell MM, Harms D, Hess-Fischl A, Hooks B, Isaacs D, Mandel ED, Maryniuk MD, Norton A, Rinker J, Siminerio LM, Uelmen S. Diabetes Self-management Education and Support in Adults With Type 2 Diabetes: A Consensus Report of the American Diabetes Association, the Association of Diabetes Care & Education Specialists, the Academy of Nutrition and Dietetics, the American Academy of Family Physicians, the American Academy of PAs, the American Association of Nurse Practitioners, and the American Pharmacists Association. Diabetes Care. 2020 Jul;43(7):1636-1649.

PubMed Central Google Scholar

Rubino F, Nathan DM, Eckel RH, Schauer PR, Alberti KG, Zimmet PZ, Del Prato S, Ji L, Sadikot SM, Herman WH, Amiel SA, Kaplan LM,

Taroncher-Oldenburg G, Cummings DE., Delegados da 2ª Cimeira de Cirurgia da Diabetes. Metabolic Surgery in the Treatment Algorithm for Type 2 Diabetes: Uma Declaração Conjunta das Organizações Internacionais de Diabetes. Diabetes Care. 2016 Jun;39(6):861-77.

Salehi M, Woods SC, D'Alessio DA. O bypass gástrico altera a regulação da secreção hormonal das ilhotas, tanto dependente como independente da glucose. Obesidade (Silver Spring). 2015 Oct;23(10):2046-52.

Schwingshackl L, Neuenschwander M, Hoffmann G, Buyken AE, Schlesinger S. Açúcares dietéticos e factores de risco cardiometabólico: uma meta-análise em rede sobre intervenções de substituição isocalórica. Am J Clin Nutr. 2020;111:187-96.

Shulman GI. Ectopic fat in insulin resistance, dyslipidemia, and cardiometabolic disease (Gordura ectópica na resistência à insulina, dislipidemia e doença cardiometabólica). N Engl J Med. 2014;371:1131-41.

Sjöström L, Peltonen M, Jacobson P, Ahlin S, Andersson-Assarsson J, Anveden Å, Bouchard C, Carlsson B, Karason K, Lönroth H, Näslund I, Sjöström E, Taube M, Wedel H, Svensson PA, Sjöholm K, Carlsson LM. Association of bariatric surgery with long-term remission of type 2 diabetes and with microvascular and macrovascular complications. JAMA. 2014 Jun 11;311(22):2297-304.

Smith U, Kahn BB. Adipose tissue regulates insulin sensitivity: role of adipogenesis, de novo lipogenesis and novel lipids. J Intern Med. 2016;280:465-75.

Son JW, Kim S. Revisão exaustiva dos medicamentos actuais e futuros contra a obesidade. Diabetes Metab J. 2020 Dez; 44 (6): 802-818.

Tremaroli V, Karlsson F, Werling M, Ståhlman M, Kovatcheva-Datchary P, Olbers T, Fändriks L, le Roux CW, Nielsen J, Bäckhed F. Roux-en-Y Gastric Bypass and Vertical Banded Gastroplasty Induce Long-Term Changes on the Human Gut Microbiome Contributing to Fat Mass Regulation. Cell Metab. 2015 Aug 04;22(2):228-38.

Tsilas CS, de Souza RJ, Mejia SB, Mirrahimi A, Cozma AI, Jayalath VH, et al. Relação de açúcares totais, frutose e sacarose com diabetes tipo 2 incidente: uma revisão sistemática e meta-análise de estudos de coorte prospectivos. Can Med Assoc J. 2017;189:E711-20.

Uusitupa M, Khan TA, Viguiliouk E, Kahleova H, Rivellese AA, Hermansen K, et al. Prevention of type 2 diabetes by lifestyle changes: a systematic review and meta-analysis. Nutrients. 2019;11:2611.

Vega-López S, Venn BJ, Slavin JL. Relevance of the glycemic index and glycemic load for body weight, diabetes, and cardiovascular disease. Nutrientes. 2018;10:1361.

Wentworth JM, Playfair J, Laurie C, Ritchie ME, Brown WA, Burton P, Shaw JE, O'Brien PE. Multidisciplinary diabetes care with and without bariatric surgery in overweight people: a randomised controlled trial. Lancet Diabetes Endocrinol. 2014 Jul;2(7):545-52.

Wilding JPH, Batterham RL, Calanna S, Davies M, Van Gaal LF, Lingvay I, McGowan BM, Rosenstock J, Tran MTD, Wadden TA, Wharton S, Yokote K, Zeuthen N, Kushner RF, Grupo de Estudo STEP 1. Once-Weekly Semaglutide in Adults with Overweight or Obesity (Semaglutide uma vez por semana em adultos com excesso de peso ou obesidade). N Engl J Med. 2021 Mar 18;384(11):989-1002.

Willett WC, Liu S. Qualidade e saúde dos hidratos de carbono: destilar verdades simples da complexidade. Am J Clin Nutr. 2019;110:803-4.

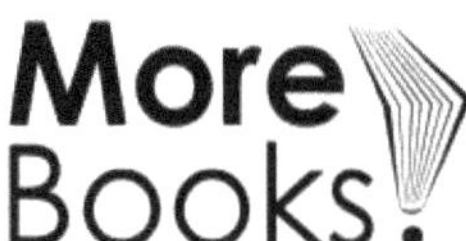

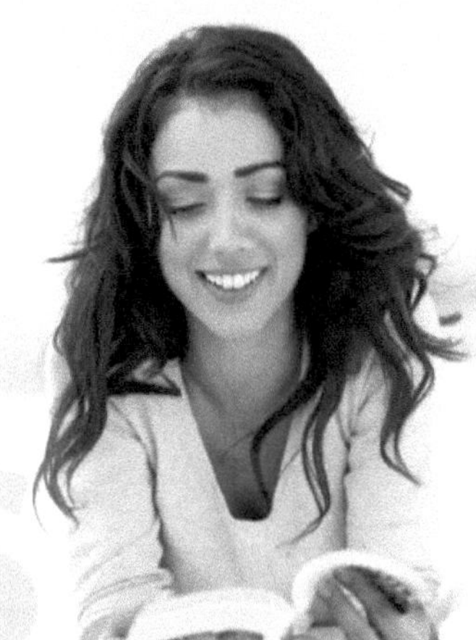

I want morebooks!

Buy your books fast and straightforward online - at one of world's fastest growing online book stores! Environmentally sound due to Print-on-Demand technologies.

Buy your books online at
www.morebooks.shop

Compre os seus livros mais rápido e diretamente na internet, em uma das livrarias on-line com o maior crescimento no mundo! Produção que protege o meio ambiente através das tecnologias de impressão sob demanda.

Compre os seus livros on-line em
www.morebooks.shop

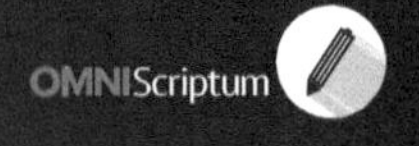

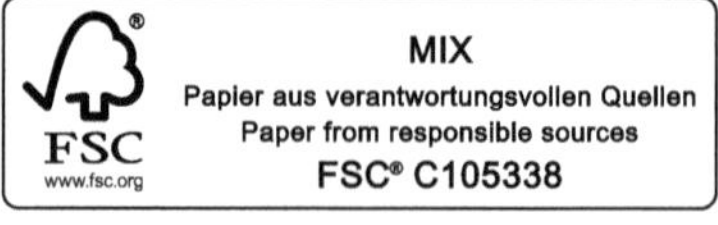

Printed by Books on Demand GmbH, Norderstedt / Germany